LA FORCE VITALE

NOTRE CORPS VITAL FLUIDIQUE

SA FORMULE BIOMÉTRIQUE

PAR

Le Dr H. BARADUC

(DE PARIS)

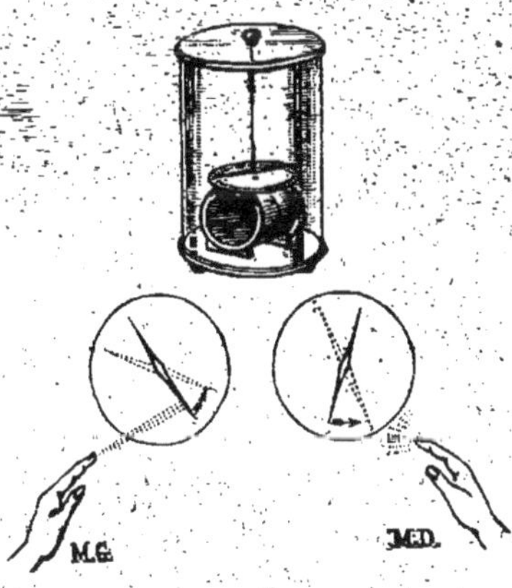

PARIS

GEORGES CARRÉ, ÉDITEUR

58, RUE SAINT-ANDRÉ-DES-ARTS, 58

1893

LA FORCE VITALE

NOTRE CORPS VITAL FLUIDIQUE

SA FORMULE BIOMÉTRIQUE

LA
FORCE VITALE

NOTRE CORPS VITAL FLUIDIQUE

SA FORMULE BIOMÉTRIQUE

PAR

Le Dr H. BARADUC
(DE PARIS)

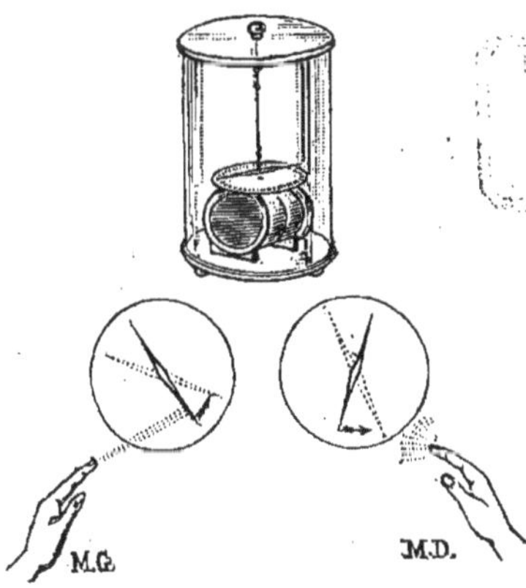

PARIS
GEORGES CARRÉ, ÉDITEUR
58, RUE SAINT-ANDRÉ-DES-ARTS, 58

—

1893

TABLE DES MATIÈRES

TROISIÈME PARTIE

CORPS VITAL FLUIDIQUE. ENORMON (AME PSYCHIQUE)

CHAPITRE VII

CHAPITRE VIII

CHAPITRE IX

CHAPITRE X

QUATRIÈME PARTIE

INTERPRÉTATION DE LA FORMULE BIOMÉTRIQUE

CHAPITRE XI

CHAPITRE XII

CHAPITRE XIII

CINQUIÈME PARTIE

CHAPITRE XIV

CHAPITRE XV

AVANT-PROPOS

Γνωθι σεαυτον.
SOCRATE.

Avant tout..... ce livre est écrit d'une encre loyale, l'expérience en main.

L'avenir, j'en ai l'intime conviction, ne révèlera ni au physicien, ni au philosophe, ni au médecin, d'erreur capitale, dans cet essai de *physiologie philosophique* de l'âme expérimentalement étudiée.

Mais, ayant devancé les temps, je demande à être contrôlé et jugé très lentement, je veux dire avec sagesse ; peut-être alors cet avenir me devra-t-il une petite part de lumière pour le voile soulevé sur une Vérité.

Toutefois, la hardiesse des vues ne me laisse pas

livrer sans un certain émoi aux fluctuations de la critique cette œuvre développée, non dans le domaine organique, mais sur le plan supérieur de l'âme.

Puisse-t-elle donc éclairer les chercheurs épris de la vraie science, et les sauvegarder de l'écueil matérialiste! . . . .

. . . .

. . . . L'homme apparaît en un triple problème à résoudre : avec un *corps en vie* durant son existence, avec un *corps sans vie* à la mort, avec une *âme sans corps* après la mort.

Le corps sans vie, le cadavre, a été trop décrit pour y insister.

L'âme dépouillée du corps est l'objet d'études expérimentales affirmatives... Le corps vivant est devenu le pivot actuel du monde; seul, il est en vue; l'âme, qui l'anime, est ignorée, infirmée ou niée suivant les méthodes philosophiques modernes, et, partant, la *Vie* reste incomprise.

L'erreur vient de vouloir considérer la Vie comme un mode de l'énergie, émanant du corps matériel, tandis que notre corps n'est que l'*habitus* de l'âme vitale qui le répète, et dont elle assure la forme, en modelant la matière absorbée. L'âme elle-même n'est qu'un moyen de l'esprit...

En vain réchauffe-t-on, en effet, en vain électrise-t-on un cadavre ; le corps sans vie ne ressuscite pas, il ne revit pas.

La Vie n'est donc ni de la chaleur ni de l'électricité...

La chaleur persiste après la mort : témoin les autopsies chaudes; certains poissons congelés revivent après leur dégel. La rigidité cadavérique, signe du trépas, est du tonus électro-musculaire.

Après l'ascension de l'esprit, la vitalité physique peut encore se manifester par des productions chimiques, du sucre pour le foie par exemple.

La Vie n'est donc ni la fonction chimique d'un organe, ni un ensemble de fonctions; c'est un principe directeur de son propre mouvement qui *en nous* préside à des puissances et à leurs organes.

L'âme vitale incarnée, le corps fluidique animique soudé au corps matériel, c'est l'*existence ;* séparée de son corps, c'est la *mort*, la cessation de notre existence, mais non celle de notre *être*.

Retenons donc, avec Aristote, que l'âme est le

principe de Vie; avec Moïse, que l'homme possède un corps, *une âme* et un esprit.

C'est cette âme de Vie que j'étudie en nous sous le nom de *corps fluidique vital*, pour en chiffrer les états, et en interpréter les mouvements vers la matière ou l'esprit.

C'est ce char subtil de Platon, qui après la mort du corps matériel conduisait l'esprit divin. . . .

. . . .

PREMIÈRE PARTIE

CHAPITRE PREMIER

> Lorsque la physique sera parfaite, il n'y aura plus de métaphysique.
>
> BACON.

> Le mouvement est ce qu'il y a de plus naturel à l'âme.
>
> ARISTOTE.

CHAPITRE PREMIER

EXPOSÉ DE LA QUESTION

Après avoir fait quatre communications sur la biométrie : la première, à l'Académie des sciences en août 1891 ; la seconde, au Congrès de Marseille pour l'avancement des sciences ; la troisième, aux Sociétés de Médecine pratique et d'Hypnologie ; la dernière enfin, à la Société d'Électrothérapie, j'ai voulu réunir en un livre les différents chapitres communiqués, ainsi que les études et les expériences, faites antérieurement ou postérieurement, de façon à donner un corps à ma découverte.

L'intérêt de ce travail gît :

1° Dans la *constatation* d'une *force nouvelle*, étudiée *extra cutem*, et non plus en nous *sub cutem*, comme Galvani, Faraday, Du Bois-Reymond ont étudié le fluide nerveux dans le nerf ou le muscle, ou *super cutem*, comme Tarchanoff l'a fait pour l'émission neurique ;

2° Dans l'*interprétation* des mouvements attractifs ou répulsifs de cette force constatés en dehors de nous, à distance ; elle pénètre notre corps, s'y tend par son propre effort, et s'y transforme, s'en extériore ensuite ;

son entrée et sa sortie traduisent les états de notre vitalité physique et psychique, les états *dits* d'âme, au point de vue matériel et spirituel.

Cette force, non définie dans son essence, appelée dynamisme cosmique, éther, force de vie universelle, est *différente* des modes de l'énergie connus : chaleur, électricité, etc. Elle dépend du principe VIE qui anime tous les êtres, et présente trois caractères :

1° Du mouvement libre atomique, appréciable dans ses phénomènes d'attraction et de répulsion;

2° De la matière primordiale;

3° De l'intelligence dans son harmonieuse adaptation aux états dynamiques des hommes vivants, plongés, pour ainsi dire, dans cette vague de vie universelle.

« La vie est un principe non encore classé dans le domaine de la physique, » a dit M. Lodge.

Par ses mouvements intelligemment produits, soit en attraction, soit en répulsion, sur un appareil très sensible, en dehors de tout contact, on peut constater cette force chez l'homme et l'interpréter.

L'appareil est le magnétomètre de l'abbé Fortin.

Il donne une formule pour chaque personne dont la main est mise à travers l'épaisseur d'un verre, en présence de l'aiguille, sans contact avec le verre cylindrique.

En résumé, la découverte que j'expose dans cet ouvrage consiste en ce que l'allure d'une simple aiguille suspendue par un fil de cocon non tordu, en dehors de toute communication, à distance, par l'approche de la main, présente, dans ses mouvements d'attraction et de répulsion, des modifications qui mathématiquement reflètent le sens, l'allure et le chiffrage d'un mouvement intime en nous, mouvement de l'âme, dirait Aristote.

L'observation répétée m'a permis d'interpréter le sens

caché de ce mouvement de Vie, d'en déduire, pour chacun de nous, le tempérament vital actuel.

J'ai donc pu chiffrer par la suite la *personnalité* chez chaque personne, au moment de calme physique et moral, c'est-à-dire dans les conditions où elle est le plus elle-même.

Une des applications pratiques les plus importantes que j'en ai faites jusqu'à présent, a trait à l'électricité médicale dont elle rationalise l'emploi ; ces données m'ont permis d'user avec sûreté des différents modes d'énergie, après lecture faite du mouvement vital en nous.

CHAPITRE II

CONSIDÉRATIONS SUR L'ATTRACTION ET LA RÉPULSION LE MOUVEMENT LIBRE ATOMIQUE

> La vie est une création..... et une mort.....
> Il y a trois vies : latente oscillante, constante.
>
> Claude BERNARD.

> Cet *instinct universel*, en se développant de plus en plus dans les corps et parcourant de plus en plus tous les différents degrés d'organisation, ne peut-il pas s'élever jusqu'aux merveilles les plus admirées de l'intelligence et du sentiment.
>
> CABANIS.

CHAPITRE II

CONSIDÉRATIONS SUR L'ATTRACTION ET LA RÉPULSION LE MOUVEMENT LIBRE ATOMIQUE

Avant de décrire la méthode biométrique en elle-même, il me semble nécessaire de s'appesantir sur le premier des deux facteurs qui la constituent, je veux dire la *force de vie universelle*, telle que la science actuelle cherche à la concevoir.

J'étudierai ensuite, après les statistiques fournies, *la force vitale humaine*, qui est de la vie générale adaptée *en nous et à nous* (corps vital) ; j'ai pu surprendre et chiffrer les mouvements d'échange entre la vie générale et notre force vitale particulière, puis exprimer, par des formules d'attraction et d'expansion de l'une vers l'autre, le rapport intime et harmonieux qui existe entre ces forces, dont la pénétration réciproque se complète intelligemment. J'ai pu les faire rentrer dans le domaine de la physique par l'enregistrement de leurs modes attractifs et répulsifs, enfin tirer cette conclusion que l'homme n'est pas seulement attaché au chimisme universel par son corps, mais qu'il est encore par sa force vitale (corps vital, *Enormon* d'Hippocrate) relié à l'esprit du monde, dirait Paracelse. Pas plus que la terre, l'homme n'est isolé dans l'espace, il est rattaché au monde général par des forces qui nous échappent, mais qui pourtant se révèlent par des phénomènes étranges, comme la télépathie, les transmissions sans contact, les phénomènes à distance, ou simplement les modifications de notre constitution vitale pressentant les changements de temps, et peut-être éprouvant les épidémies. Ne voir le corps humain qu'en contact avec le règne matériel de l'univers, c'est limiter d'une façon arbitraire le domaine où ses facultés, ses aptitudes et ses besoins peuvent s'exercer. Il est donc bon de chercher à briser la ceinture qui enveloppe l'humanité matérielle et de relier l'homme à l'ensemble de la création, comme à son semblable, par cette force commune de vie ; ce qui permettra d'interpréter les liens mystérieux qui les unissent les uns aux autres.

La question, si délicate qu'elle soit, semble possible à des esprits de mérite.

M. Lodge, président de la Section de Mathématiques au Congrès de l'Association britannique pour l'avancement des sciences, s'exprime ainsi à cet égard : « La découverte d'un nouveau mode de communication à travers l'éther n'est nullement incompatible avec le principe de la conservation de l'énergie, ni avec aucune de nos connaissances actuelles ; » et, autre part : « La vie n'est pas de l'énergie, la mort d'un animal n'affecte pas, le moins du monde, la somme de l'énergie ; toutefois, un animal vivant exerce sur l'énergie une action qu'il n'exerce plus après la mort... La vie est un *principe dirigeant*, qui n'a pas encore trouvé sa place dans le domaine de la physique. » Il affirme aussi ailleurs : « La relation entre la vie et l'énergie est encore incomprise. »

Tout en maintenant inabordable la question de cause, Spencer, dans son livre sur les premiers principes, proclame la permanence de la force et, conséquemment, de la vie; après la destruction des choses, il prédit leur reconstitution : « Les forces universellement existantes d'attraction et de répulsion, qui impriment un rythme à tous les changements mineurs de l'univers, impriment aussi un rythme à la totalité de ces changements, produisent tantôt une période immense, durant laquelle les forces attractives prédominent, et causent une concentration universelle, tantôt une période immense, durant laquelle les forces répulsives prédominent, et causent une diffusion universelle, des ères alternatives d'évolution et de dissolution. »

Ne semblerait-il pas que la conception d'attraction et de répulsion, comme caractéristique de la vie générale, faite par Spencer, permît la réalisation du désir de M. Lodge de voir la vie entrer dans le domaine de la physique, comme je pense l'avoir fait, en permettant d'enregistrer ses phénomènes d'attraction et de répulsion. L'attraction de Newton ne serait qu'un mode de vie, une phase de concentration universelle, d'après les idées de Spencer.

Dans les livres hindous, avec un langage ésotérique, nous retrouvons la même conception de la vie, considérée comme force, avec un facteur de plus, de l'intelligence comme principe causal regardé par Spencer comme inabordable. Je ne puis résister à la tentation de citer en entier le passage du livre :

« La chose impérissable de l'univers, que le Pralaya universel lui-même traverse sans la détruire, est ce qui peut être appelé, indifféremment, *espace*, *durée*, *matière* ou *mouvement*, non une chose ayant ces quatre attributs, mais une chose qui est ces quatre attributs à la fois; et toujours l'évolution prend sa source dans la *polarité atomique* que le mouvement engendre. En cosmogonie les forces positives et négatives, ou actives et passives correspondent au principe mâle et femelle. L'influx spirituel entre dans le voile de la matière cosmique, le principe actif est attiré par le principe passif...

« Le principal attribut du principe *spirituel universel*, qui domine la vie inconsciente, mais toujours active, est *de répandre et de donner;* celui du *principe matériel universel* est de recueillir et de féconder. *Inconscients et non existants quand ils sont séparés, ils deviennent conscients et vivants quand ils sont ensemble.* »

Pour parler langage ésotérique, ce très ancien document montre le subjectif s'objectivant, la descente de l'esprit dans la matière, pour créer une existence, et le retour à travers la matière des monades spirituelles conscientes et individualisées au principe dont elles émanent. « Nous sommes des atomes de l'unité divine, chacun des atomes de cette unité, consubstantiel à elle, contient en germe toutes les puissances de l'être, et le long parcours de l'existence a pour cause et pour but de développer les puissances et de nous faire remonter devenus Dieux nous-mêmes, au sein du Dieu Universel » (Nus, *Recherche des Destinées*). Cette idée se retrouve aussi dans l'εν το παν antique, le *Lui*-les-*Dieux du Sepher*, l'*In Deo*. Pour la philosophie hindoue, la vie se traduit par des phénomènes d'attraction et de répulsion, analogues à une vague qui avance et se retire, ou à des périodes de constitution et de dissolution, comme dans les Jours et les Nuits de Brahma.

De toutes ces données, on peut considérer les phénomènes d'attraction et de répulsion comme les expressions *tangibles* et enregistrables d'une Force supérieure, mystérieuse si l'on veut, dans son essence, mais certainement accessible à notre investigation par ces deux côtés d'attraction et de répulsion, que je crois avoir interprétés.

Nous avons vu dans leur magnifique envolée les conceptions de l'intuition et de l'inspiration ; revenons actuellement aux théories des physiciens et aux calculs des mathématiciens, pour n'envisager que la force en elle-même, indépendamment de tout principe intellectuel et des données attractives ou répulsives qui caractérisent la force vitale. Dans ces travaux, au point de vue de la solution de la question *Vie*, le facteur intelligence, adaptation dans le mouvement, disparaît ; il n'y a plus que des constatations de faits. et des théories : boulets de Newton, molécules d'éther de Maxwell, marchant à 70,000 lieues à la seconde, bombardement universel de Lesage, s'exerçant dans tous les sens et dans tous les points de l'étendue, bombardement de la matière radiante de Crookes ; je trouve du mouvement partout, mais de l'intelligence nulle part. En vain Crookes calcule-t-il que l'atome chimique est égal à l'atome dynamique, et qu'un pied cube contient dix mille tonnes d'énergie ; en vain, par des courants alternatifs très rapides, Tesla allume-t-il, par induction et sans contact, des lampes à incandescence ; partout je vois du mouvement et des transformations du mouvement, de l'énergie produite ; mais nulle part je ne trouve ce facteur principal de la force vitale, *de l'intelligence*, l'adaptation pour la vie humaine.

Seul, Louis Lucas a écrit cette phrase, qui ouvre un horizon considérable au point de vue de la force vitale : « Le mouvement porte en soi son intelligence. »

A en croire le Père Secchi, rien ne se perd dans la nature..... Nous sommes, suivant l'école matérialiste, entourés de forces incohérentes, avides de fixation; comme nous serions également entourés de forces portant en elles une adaptation intelligemment polarisée, prêtes à répéter, dans l'avenir, les phénomènes du passé (instinct universel, Nahash, inconscient inférieur d'Hartmann).

M. Cornu, au Congrès de l'Association pour l'avancement des sciences de Limoges, disait qu'une grandiose synthèse se préparait dans l'histoire de la philosophie naturelle, les expériences de Hertz identifiant les décharges électriques aux ondulations lumineuses, toutes deux étant des manifestations d'un même mouvement de l'éther. Ce que Mesmer avait attribué théoriquement à un principe unique, l'éther, la science, après avoir analysé chacune de ses transformations, tend à les faire revenir au même point de départ.

A ce propos, il est curieux de voir, ainsi que le fait remarquer l'esprit subtil de Nus (*A la Recherche des Destinées*), que les physiciens, par l'unité de force, les chimistes, par l'unité de substance, le naturalisme et la biologie, par l'unité d'origine des trois règnes et la loi de leur évolution, reviennent, comme il le dit, au *Credo* des anciens sanctuaires.

En résumé, tout est mouvement en nous et autour de nous. Et, pourtant, il existe des différences tellement grandes, dans la constitution des corps qui forment l'univers, qu'il faut évidemment considérer en eux une essence spéciale, réglant leur constitution chimique et dynamique par l'intervention d'un principe intelligent supérieur, venant imprimer au mouvement *Un* primordial le sens spécial nécessaire, et à la matière *Une* la condensation atomique particulière qui doit constituer le corps. Ce qui revient à dire, suivant moi, que, l'unité de la matière et du mouvement étant admise, *l'intelligence détermine le mouvement, qui définit la matière et la concrète*.

Le mouvement, déterminé par l'intelligence, se traduit par des phénomènes d'attraction et de répulsion adaptés aux nécessités de la création ou de l'entretien de l'objet créé, et enregistrables au point de vue physique.

Quelle que soit la nature intime du mouvement vital, il nous arrive par ces deux formes d'attraction ou de répulsion *enregistrables*, ce qui est capital.

En elle-même l'attraction, que Newton appelait ainsi, parce qu'il ne pouvait pas, disait-il, en définir la nature, est-elle due au mouvement giratoire de deux atomes en sens inverse, comme l'enseigne Rodrigo Martin, Sperera, professeur à l'Ecole de médecine de Lisbonne, tandis que la répulsion résulterait, pour lui, du sens direct du mouvement giratoire de deux atomes ?...

Au point de vue de la vie, l'attraction et la répulsion ont une signification tout à fait différente dans leurs attributs personnifiés par le Schicad et le Schitan de la Kabbale.

L'une, l'attraction, signifie : Condensation du Mouvement libre, contraction intelligente de la force, affinité et cohésion atomiques consécutives, concrétion matérielle, en un mot : *Organisation*, *Création*.

La répulsion, au contraire, signifie :

Extérioration du Mouvement libre, fonction intelligente, expansion psychique, usure atomique et dissolution matérielle, en terme ultime : *Production*, *Epuisement*, *Mort*.

Comme pour les mondes, qui subissent, suivant Spencer, des phases d'attraction, phases de *création*, des phases de répulsion, phases de *destruction*, la Biométrie permet de constater dans un plus petit cadre les deux mouvements primordiaux de la vie en nous; on retrouve en effet chez l'homme ces états d'attraction reconstitutive et d'expansion fonctionnelle, alternant dans une donnée moyenne, en rapport avec la répétition et la continuation de l'existence, dont la meilleure formule de vie est représentée par l'égalité entre l'attraction et l'expansion de la force vitale en nous:

att = rép
(Attraction droite = Répulsion gauche)
rép = att
(Répulsion droite = Attraction gauche)

Comme conclusion, je dirai : *La vie est en nous un principe intelligent*, *qui peut s'interpréter par ses mouvements d'attraction et de répulsion*, *mouvements animiques*, l'âme étant le principe de vie suivant Aristote, ce qui meut en nous, suivant Hippocrate.

CHAPITRE III

DESCRIPTION DE LA MÉTHODE

> Tout être est mû par une force intime qui lui est propre.
>
> CICÉRON.

CHAPITRE III

DESCRIPTION DE LA MÉTHODE

La lecture des observations consignées dans le *Traité des Vapeurs* de Pomme, celles du curé Bertholon publiées, il y a près d'un siècle, dans son livre de l'*Électricité statique, appliquée aux hommes et aux plantes*, la vue des phosphorescences sur la peau et des étincelles se dégageant du corps dans l'obscurité, la crépitation des cheveux observée chez mon père d'une façon constante, les expériences hypno-magnétiques dont j'avais entretenu la Société de médecine pratique dès 1882, tous ces faits, dis-je, m'avaient permis de croire à une extérioration *spontanée* ou voulue d'un *dynamisme humain*.

Le livre du Dr Baretti sur la neuricité radiante, les observations connues de tous sur les phénomènes dits de suggestion par les écoles de Bread en Angleterre, de M. le professeur Charcot à la Salpêtrière, de Liébaut et Bernheim à Nancy, le livre de Rambosson sur la *Contagion nerveuse*, les mémoires de Reichembach, les expériences récentes d'extériorisation de la sensibilité par M. de Rochas son traducteur, celles du Dr Luys sur la vue colorée du fluide vital par l'œil hypnotisé, toutes ces données faites d'écoles, de systèmes, d'études différentes, m'ont semblé pouvoir se rattacher entre elles et se rapporter à une loi unique :

Introduction de la force de vie en nous, condensation, groupement et tonalisation de cette force vitale (corps fluidique), *extérioration de notre fluide* VITAL.

Pour établir cette loi et la méthode biométrique qui suit, il m'a fallu un appareil enregistreur.

DESCRIPTION DE LA MÉTHODE

L'appareil que j'ai employé est le magnétomètre de l'abbé Fortin, tel qu'il l'a fait fabriquer lui-même, c'est-à-dire composé essentiellement d'un fil de cocon de $0^m,25$ environ de longueur, *très fin*, non tordu, fixé en haut à un plateau de verre et terminé en bas par une aiguille de fil de cuivre recuit, autour de laquelle le fil de cocon vient s'enrouler sur la partie médiane sans aucune ligature ou boucle, à cet endroit. Le cadran divisé en 360 degrés, surmonte une bobine de fil fin, entourant un petit cylindre en verre. Le tout est contenu dans un cylindre en verre de diamètre suffisant, destiné à isoler l'appareil de tout courant d'air et de la chaleur; c'est à travers ce cylindre que les phénomènes d'attraction et de répulsion ont lieu, sans qu'il y ait contact par les doigts placés à $0^m,05$ du cylindre. L'appareil est mis dans un coin sur une planchette triangulaire, fixée dans l'angle dièdre de deux murs épais qui ne peuvent être ébranlés par la trépidation des voitures ; l'angle dièdre est dans une obscurité relative, de telle façon que le radiomètre de Crookes ne soit pas impressionné et que la chaleur solaire n'y arrive pas directement.

L'appareil est orienté dans la ligne sud-nord, de façon à ce que cette ligne passe par le plan médian du corps de la personne observée; ses bras sont appuyés contre le mur, ou mieux, soutenus par des accoudoirs comme M. le professeur Richet en a fait installer dans son laboratoire; la personne présente l'extrémité digitale de la main, soit droite, soit gauche, à une des extrémités de l'aiguille, de telle façon qu'à travers la convexité du verre le plan de la main soit perpendiculaire au plan de l'extrémité de l'aiguille.

La durée de l'observation est de deux minutes ou cent vingt secondes; on observe l'écart ou l'angle chiffré par le nombre de divisions, dès que l'aiguille a décrit dans le sens attractif ou répulsif tout son cours, et qu'elle s'est *fixée* dans un point différent de celui où on l'avait observée avant l'expérience. Quel que soit le sens du mouvement produit, l'allure de ce mouvement est différente suivant les personnes; tantôt très lente à la fin des deux minutes, tantôt très rapide au début, ou présentant des oscillations, c'est-à-dire donnant, dans l'unité de temps, une attraction et une répulsion; tantôt restant après l'opération plus ou moins fixée au point obtenu, ou revenant de suite au point qu'elle occupait primitivement: l'aiguille reflète d'une façon mathématique le mouvement qui se produit en nous, comme allure, comme chiffrage, et donne une formule biométrique *bien particulière* à chaque personne.

Il faut avoir soin de prendre la formule en dehors de tout travail digestif, au moment de calme physique et moral où la personne est le plus elle-même. Je la prends d'habitude vers dix heures du matin et de deux à cinq heures du soir, et laisse de deux à cinq minutes entre chaque prise.

J'ajoute que la formule biométrique est l'expression de l'état *vital*, de l'état *d'être* au moment où elle est prise ; cette formule peut être variable ou fixe, suivant les tempéraments et les dispositions, mais il ne faut pas la considérer comme une formule absolument *Une, invariable ;* elle peut refléter, au contraire, des états momentanés différents, très variables pour les uns, fixes pour les autres, suivant la caractéristique de chacun, la *dominante personnelle*.

Mon installation au faubourg Montmartre m'a permis de suivre les variations de ma propre tension vitale dans différentes conditions physiques et morales. J'ai pu, de plus, y grouper les trois cents observations que je rapporte aujourd'hui. J'en ai consigné un bien plus grand nombre depuis avec le même appareil.

Quatre lois fondamentales ressortent de ces études :

Première Loi : *Loi de constatation de l'action.* — Sensibilisation, impression de l'appareil par la force vitale, qui, suivant son mode *en nous*, détermine l'allure *extérieure* de l'aiguille ;

IIe Loi : *Loi des formules biométriques.* — On constate dix-sept types-formules biométriques. Les chiffres varient dans ces dix-sept types pour chaque sujet et constituent ainsi une formule biométrique *bien personnelle* à l'état actuel de la personne en observation. Leur interprétation est capitale et comporte un chapitre entier : chiffrage et diagnostic du tempérament vital par la formule biométrique ;

IIIe Loi : *Loi des transformations de formules :* 1° du fait des modes électrothérapiques (changement de la personnalité physique) ; 2° du fait du verbe, volonté exprimée et suggérée (changement de la personnalité psychique) ;

IVe Loi : Etablissement de la formule de vitalité normale présentant des alternatives d'*évolution* physico-psychique et d'*involution* psycho-physique (m. d.) *att.* = *rép.* (m. g.) : (m. d.) *rép.* = *att.* (m. g.).

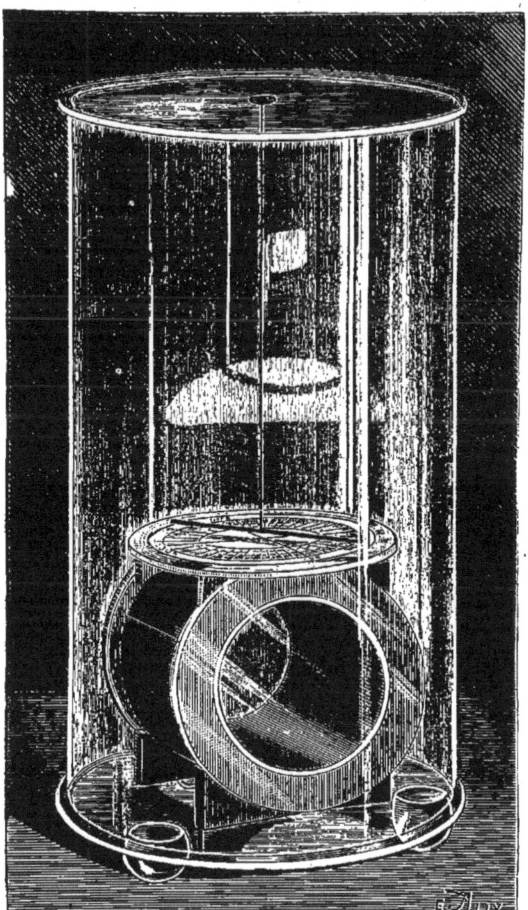

CHAPITRE IV

STATISTIQUES

Omnia quamvis diversis gradibus animata tamen sunt.

SPINOZA.

Chaque animal représente une somme d'unités vitales qui portent en elles les caractères complets de la vie.

VIRCHOW.

CHAPITRE IV

STATISTIQUES

J'expose ici les trois cents cas observés, avec quelques annotations dans les cinquante derniers, pour que l'on saisisse mieux la doctrine que j'expose. J'ai cherché, de plus, par plusieurs statistiques, à grouper et à résumer, de la façon la plus claire, l'ensemble des faits qui ressortent des dix-sept formules biométriques types, obtenues avec *le même appareil* dans des conditions similaires.

TABLEAU SYNOPTIQUE DES DIX-SEPT TYPES-FORMULES BIOMÉTRIQUES PRISES SUR TROIS CENTS PERSONNES (1891-92) AVEC CLASSEMENT DES ÉTATS HYPO-HYPERTENSIFS ET MOUVEMENTS ÉVOLUTIFS ET INVOLUTIFS DE LA FORCE VITALE EN NOUS

	Hypotension vitale Attraction double			Condensation vitale		TRANSFORMATION DU MOUVEMENT VITAL							Décondensation vitale		Hypertension vitale Expansion double		
						Évolution			Involution								
	Att. = Att.	Att. + | Att.	Att. | Att. +	Névrose viscérale Att. | 0	0 | Att.	Att. = Rép.	Att. + | Rép.	Att. Rép. +	Rép. = Att.	Rép. | Att. +	Rép. + | Att.	5 0 0 | 0	Rép. | 0	0 | Rép. Névrose psychique	Rép. = Rép.	Rép. + | Rép.	Rép. | Rép. +
1re Communication. Août 1891. 100 cas.	4	13	8	21	0	8	21	4	0	0	0	4	0	5	1		2
2e Communication Septembre 1891. 50 cas.	4	5	10	14	0	0	5	1	3	2	1	1	3	0	0	0	0
3e Communication. Mai 1892. 100 cas.	8	14	11	22	3	8	8	4	1	2	3	2	3	7	2	2	4
4e Communication. 1892. 50 cas.	1	6	2	6	0	4	9	2	0	1	1	3	5	6	2	1	0
TOTAL.... 300 cas.	21	38	31	63	3	20	43	11	4	5	5	10	11	18	5	6	6

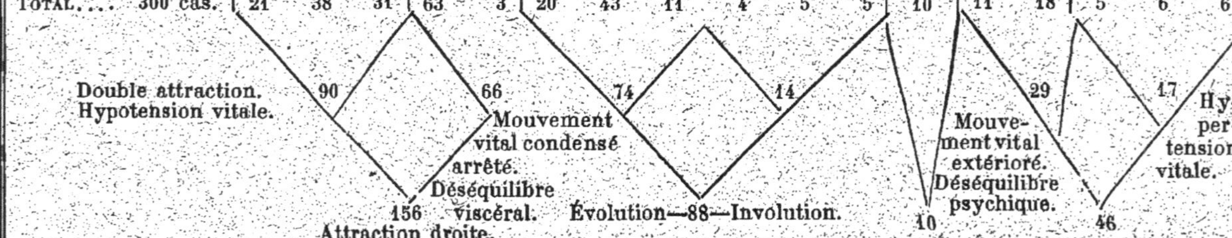

STATISTIQUES

De ces trois cents observations prises sur trois cents personnes différentes, en 1891 et 1892, il faut dégager plusieurs statistiques secondaires ayant trait :

§ I. — A l'attraction en elle-même, par rapport à la répulsion, d'une façon générale ;

§ II. — A l'attraction et à la répulsion de la main droite par rapport à la main gauche (par main droite, j'entends tout le côté droit, ce qui revient à dire l'homme droit par rapport à l'homme gauche) ;

§ III. — Statistiques des formules biométriques les unes par rapport aux autres ;

§ IV. — Statistiques comprenant les états et les mouvements de la vitalité en nous.

§ I. — *Statistique de l'attraction et de la répulsion comparées*

Pour mieux juger de l'attraction, par rapport à la répulsion, j'ai additionné les chiffres fournis dans les deux cas, et, afin de les présenter comme ils se sont montrés à moi, je donne les chiffres trouvés dans chacune des quatre communications.

Ire Com. :	100 cas.	main droite,	attraction........	1366 degrés
		main gauche,	répulsion.........	634 —
IIe Com. :	50 cas.	m. d.	att..............	482 —
		m. g.	rép..............	52 —
IIIe Com. :	100 cas.	m. d.	att..............	1203 —
		m. g.	rép..............	575 —
IVe Com. :	50 cas.	m. d.	att..............	251 —
		m. g.	rép..............	133 —
Total des degrés d'attraction				3402
— des degrés de répulsion				1394

L'attraction, pour ces trois cents cas, serait donc comme 3 est à 1 ; c'est-à-dire que, sur quatre unités représentées par les degrés de l'appareil, trois de force de *vie universelle* pénètrent en nous, que deux degrés y séjournent et s'y organifient pour constituer le corps vital, l'Enormon d'Hippocrate, tandis qu'un degré retourne à la force cosmique universelle et extériore une partie de notre propre force vitale.

En résumé, trois unités degrés entrent en nous, deux y restent, une en sort ; les trois qui entrent sont trois unités de la *force de vie ;* les deux qui séjournent sont les deux unités de réserve qui constituent notre *corps vital ;* l'unité degré qui s'extériore représente la somme de *force vitale* que moyennement nous extériorons, rendons à la vie universelle et qui nous y rattache.

§ II. — *Statistiques de l'attraction et de la répulsion comparées de la main droite et de la main gauche sur trois cents personnes.*

La main droite a attiré............	227 fois
— a repoussé.........	42 —
0............	31 —
TOTAL....	300 personnes

La main gauche a repoussé........	109	fois
— a attiré...........	107	—
0..............	84	—
Total....	300	personnes

Sur trois cents personnes, la main droite a attiré deux cent vingt-sept fois, c'est-à-dire trois fois sur quatre, tandis que la main gauche attire cent sept fois et repousse cent neuf, ayant presque l'égalité dans les phénomènes d'attraction et de répulsion.

§ *III. — Statistiques des états de la force vitale chez trois cents personnes*

La formule attractive des deux mains att. | att., formule d'hypotension vitale, de diminution de notre force vitale avec attraction de la force de vie universelle, par les deux côtés du corps humain : 90 sur 300.

La formule O | O, formule d'équilibre entre la force vitale du corps et la force de vie : 10 sur 300.

La formule rép. | rép. formule d'expansion de la force vitale avec extérioration et fonction ; formule d'hypertension vitale : 17 sur 300.

Total : 117 sur 300.

§ *IV. — Statistiques des mouvements vitaux en nous ; sens dans lequel la vitalité se porte soit vers le psychisme ou activité cérébro-musculaire (mouvement vital d'évolution), ou vers le chimisme sanguin nutritif (mouvement d'involution matérielle).*

Le mouvement d'*évolution*, c'est-à-dire de transport de la vitalité vers le psychisme, est donné par la formule att. | rép. ; elle indique la pénétration de la force de vie en nous par le côté droit et l'extérioration de notre force vitale par le côté gauche, dans des proportions qui permettent de classer cette formule rencontrée soixante-quatorze fois sur trois cents, en trois formules secondaires.

I. — att. = rép........................... 20 fois

Formule d'équilibre entre les phénomènes de nutrition et d'activité psychique.

II. — att. + | rép......... 47 cas sur 300
III. — att. | rép. +......... 12 cas sur 300

Lorsque la vitalité en nous se porte du côté du système sanguin, lorsqu'il s'agit d'un mouvement matériel de croissance ou congestif et fébrile, j'ai observé la formule rép. | att. quatorze fois sur trois cents cas rapportés ici.

Elle comprend les sous-formules suivantes :

rép. = att................ 4 fois sur 300
rép. | att. +.............. 5 fois sur 300
rép. + | att............... 5 fois sur 300

La formule rép. | att. me semble exprimer l'activité de la vie matérielle, soit dans un sens de croissance ou d'amélioration de la santé physique, comme dans la formule rép. = att., ou exprimer des phénomènes de mouvement du sang, de fièvre, comme dans la formule rép. + | att.

§ *V.* — *Mouvements vitaux incomplets*

C'est-à-dire la pénétration de la force de vie en nous n'est pas accompagnée de phénomènes d'extérioration, l'équilibre entre l'entrée et la sortie n'existe plus ; il y a contraction et condensation de la force périphérique, et transformation de cette force en activité organique, c'est la formule de la recharge animique, de la tension viscérale, de la névrose et de l'hypocondrie : att. | 0 — 63 sur 300 cas.

Je n'ai rencontré que trois fois la formule 0 | att. ; rép. | 0, onze fois; et 0 | rép., dix-huit fois ; total : 95.

Sur trois cents cas j'ai donc trouvé :

États vitaux	117	(0 | 0 ; att. | att. ; rép. | rép.)
Mouvements de la vitalité	88	(att. | rép. ; rép. | att.)
Mouvements arrêtés condensés ou éréthisés	95	(att. | 0 ; 0 | att.)
	300	(rép. | 0 ; 0 | rép.)

En résumé, on constate dix-sept formules-types variables par la numération, et particulières pour chaque personnalité, par l'allure du mouvement, le sens ou l'état du mouvement vital.

Fait capital. — La force vitale impressionne l'appareil, le sensibilise, pour mieux dire l'anime (nous verrons, à cet égard, les expériences sur l'extérioration de la sensibilité et de la volonté), si bien qu'avant de reprendre une seconde formule, il faut attendre un certain laps de temps, que l'aiguille se soit *défixée*.

Dans la troisième partie de l'ouvrage, au chapitre *Tempérament*, ces dix-sept formules-types seront interprétées d'une façon plus complète.

STATISTIQUE D'APRÈS LE SEXE

Formule	att. = att.	: 20 cas =	11 hommes	:	9 femmes
—	att.+ | att.	: 39 — =	19 —	:	20 —
—	att. | att.+	: 28 — =	16 —	:	12 —
—	att. | 0	: 63 — =	38 —	:	25 —
—	0 | att.	: 3 — =	2 —	:	1 —
—	att. = rép.	: 22 — =	12 —	:	10 —
—	att.+ | rép.	: 43 — =	30 —	:	13 —
—	att. | rép.+	: 10 — =	5 —	:	5 —
—	rép. = att.	: 4 — =	3 —	:	1 —
—	rép. | att.+	: 6 — =	4 —	:	2 —
—	rép.+ | att.	: 7 — =	2 —	:	5 —
—	0 | 0	: 11 — =	9 —	:	2 —
—	rép. | 0	: 12 — =	7 —	:	5 —
—	0 | rép.	: 18 — =	8 —	:	10 —
—	rép. = rép.	: 3 — =	2 —	:	1 —
—	rép.+ | rép.	: 5 — =	4 —	:	1 —
—	rép. | rép.+	: 6 — =	4 —	:	2 —
		300 cas =	176 hommes	:	124 femmes

LÉGENDE

Main droite	m. d.
Main gauche	m. g.
Attire	att.
Repousse	rep.
Rien	0
Main droite attire | Main gauche repousse	att. | rep

PREMIÈRE COMMUNICATION

100 Cas

PREMIER GROUPE 0 | 0

M. Marc	m. d. 0 | m. g. 0	4 cas :
M. Duth	0 | 0	(4 hommes.)
M. Laf	0 | 0	
M. de Lafay	0 | 0	

DEUXIÈME GROUPE att. | 0 21 0/0

M. Tran	att. 5 | 0	21 cas :
M. Chard	att. 5 | 0	(12 hommes.
M. Abbé X	att. 3 | 0	9 femmes.)
Mme Lagr	att. 3 | 0	
Mme X	att. 5 | 0	
Mlle Kimb	att. 10 | 0	
M. Chai	att. 10 | 0	
Mlle Chai	att. 10 | 0	
M. X	att. 15 | 0	
Mme Aquot	att. 15 | 0	
Mme Lier	rep. 5, att. 15 | 0	
M. Delb	att. 15 | 0	
M. de L	att. 15 | 0	
M. de Per	att. 15 | 0	
Mme Var	att. 20 | 0	
M. Lent	att. 20 | 0	
Mme Léon	att. 25 | 0	
M. Kimb	att. 25 | 0	
Mme Kimb	att. 30 | 0	
M. Pouct	att. 35 | 0	
M. Lem	att. 30 | 0	

TROISIÈME GROUPE 0 | rep. 5 0/0

Dr Breu	0 | rep. 15	5 cas :
Mme Bar	0 | rep. 5	(2 hommes.
Mlle Chaig	0 | rep. 7	3 femmes.)
M. X	0 | rep. 10	
Mlle Pax	0 | rep. 5	

QUATRIÈME GROUPE att. | rep. 11 0/0

Mme Coir	att. 3	rep. 3	10 cas :
Mlle Ris	att. 5	rep. 5	4 hommes.
Mlle Mau	att. 5	rep. 5	6 femmes.
Mme Hem	rep. 5	att. 5	
M. Garn	att. 5	rep. 5	
M. Lem	att. 5	rep. 10	
Mme Marc	att. 10	rep. 7	
M. de Forg	att. 10	rep. 10	
M. Pon	att. 10	rep. 10	
Mlle Perr	att. 10	rep. 10	

CINQUIÈME GROUPE att. | rep. 25 0/0

M. Maur	att. 10	rep. 5	25 cas :
M. Darl	att. 10	rep. 5	19 hommes.
M. Dar	att. 10	rep. 5	6 femmes.
Mme Pasc	att. 10	rep. 5	
M. Gesn	att. 10	rep. 5	
Dr Job	att. 10	rep. 5	
M. Mont	att. 15	rep. 5	
M. Héris	att. 15	rep. 5	
M. Ler	att. 20	rep. 5	
Mme Bouh	att. 15	rep. 5	
M. Henn	att. 15	rep. 10	
Mlle Chay	att. 17	rep. 15	
M. Alex	att. 35	rep. 5	
M. Worm	att. 40	rep. 20	
M. Jauff	att. 50	rep. 5	
Dr Choni	att. 45	rep. 15	
Mme Font	att. 35	rep. 10	
Mlle Pep	att. 35	rep. 10	
Dr Bar	att. 35	rep. 10	
M. Campa	att. 30	rep. 15	
Mlle Clem	att. 30	rep. 20	
Dr Houp	att. 65	rep. 40	
M. Jos	att. 10	rep. 15	
M. Gill	att. 10	rep. 25	
Dr Apost	att. 10	rep. 45	

SIXIÈME GROUPE rep. | rep. 6 0/0

M. Mar	rep. 35	rep. 35	6 cas :
M. Bar	rep. 35	rep. 10	5 hommes.
M. Lemar	rep. 5	rep. 2	1 femme.
Mme Fourn	rep. 50	rep. 70	
M. Bonn	rep. 95	rep. 20	
M. Delmi	rep. 2	rep. 65	

SEPTIÈME GROUPE att. | att. 28 0/0

Mme de Mart	att. 5	att. 5	28 cas : (8 hommes. 20 femmes.)
Dr Desch	att. 5	att. 5	
M. Kiez	att. 5	att. 10	
Mme Vir	att. 10	att. 10	
M. Abbé R	att. 10	att. 10	
Mlle Saiss	att. 10	att. 10	
Mme Arn	att. 10	att. 10	
M. Palm	att. 10	att. 5	
Mlle Pasc	att. 10	att. 5	
Dr Dem	att. 10	att. 15	
Mlle X.	att. 10	att. 15	
Mlle Bern	att. 10	att. 15	
Mlle J. Ch	att. 5	att. 20	
M. Lem	att. 10	att. 20	
M. de Clin	att. 5	att. 25	
Mme Brem	att. 15	att. 15	
Mlle Clot	att. 20	att. 5	
Mme Dum	att. 20	att. 10	
Mme Bat	att. 20	att. 15	
Mme Bard	att. 20	att. 15	
Mlle Bonh	att. 20	att. 17	
Mme P	att. 20	att. 20	
Mme Kup	att. 25	att. 5	
Mme Espin	att. 25	att. 5	
Mlle Trey	att. 25	att. 5	
M. Alex	att. 20	att. 5	
Mme Ch	att. 40	att. 20	
Mme de T	att. 50	att. 20	

DEUXIÈME COMMUNICATION

50 Cas

PREMIER GROUPE

Mme B	0	0	1 cas : (1 femme.)

DEUXIÈME GROUPE

M. Kair	m. d. att. 2	m. g. 0	14 cas : (6 hommes. 8 femmes.)
Mme K	att. 5	0	
Mme Ster	att. 5	0	
Mme Sam	att. 10	0	
Mlle du Bl	att. 10	0	
Mlle Rau	att. 10	0	
Mme Lac	att. 10	0	
Mme Lam	att. 10	0	
Mlle Léa	att. 10	0	

M. X	att. 15 | 0	
Dr. Ant	att. 15 | 0	
M. Brez	att. 25 | 0	
M. Bar	att. 30 | 0	
M. Chaig. fils	att. 35 | 0	

TROISIÈME GROUPE

Le Conci. 28 *bis*	rep. 5 | 0	5 cas :
La Conci	rep. 5 | 0	(2 hommes.
Renée	rep. 5 | 0	3 femmes.)
M. Stamb	rep. 5 | 0	
Mme X Brésil	rep. 5 | 0	

QUATRIÈME GROUPE

Pas d'observations

CINQUIÈME GROUPE

M. Bas	att. 10 | rep. 2	6 cas :
M. Seg	att. 20 | rep. 5	(6 hommes.)
M. Hipp	att. 20 | rep. 10	
M. Mal	att. 30 | rep. 5	
M. Bour	att. 30 | rep. 15	
M. Ber	att. 10 | rep. 15	

SIXIÈME GROUPE

M. Bour	rep. 10 | att. 10	6 cas :
M. Pong	rep. 10 | att. 20	(4 hommes.
Mme Duc	rep. 5 | att. 5	2 femmes.)
Mme Lecl	rep. 10 | att. 5	
M. Farg	rep. 5 | att. 5	
M. le prof. Bouch	rep. 10 | att. 15	

SEPTIÈME GROUPE

Mlle Eugénie	att. 5 | att. 5	20 cas :
M. Mons	att. 10 | att. 10	(11 hommes.
Mme Gil	att. 5 | att. 15	9 femmes.)
Mme Georg	att. 5 | att. 15	
Mme du Bl	att. 10 | att. 15	
M. Schem	att. 10 | att. 20	
M. Adon	att. 25 | att. 5	
Dr Reg	att. 10 | att. 15	
M. Franc	att. 10 | att. 5	
M. Rio	att. 10 | att. 10	
M. Montor	att. 10 | att. 10	
M. Com	att. 10 | att. 15	
Mme Marie	att. 10 | att. 20	
M. X	att. 30 | att. 15	

Mme Léo	att. 10	att. 15
Mlle de Kers	att. 20	att. 5
Mme Mart	att. 20	att. 10
Dr Sil	att. 10	att. 25
M. Cles	att. 45	att. 5
Mme Levas	att. 10	att. 50

100. DERNIÈRES FORMULES

PREMIER G. B.

att. = att.

M. Car	att. 15	att. 15	8 cas :
M. Gendarme	att. 30	att. 30	(6 hommes.
M. Cad	att. 10	att. 10	2 femmes.)
M. Vergoin	att. 10	att. 10	
Mme Mor	att. 15	att. 15	
M. Bon	att. 10	att. 10	
Mme Rol	att. 30	att. 30	

DEUXIÈME F. B.

\+

att. + | att.

M. Blett	att. 80	att. 50	14 cas :
M. Thu	att. 20	att. 15	(8 hommes.
Mme S	att. 20	att. 15	6 femmes.)
Mme de Per	att. 15	att. 5	
Mlle Bord	att. 20	att. 10	
M. Buée	att. 50	att. 5	
M. Menabr	att. 25	att. 5	
M. Alba	att. 60	att. 20	
Delphine Joly	att. 20	att. 10	
M. X	att. 10	att. 5	
Mme Datt	att. 60	att. 10	
Dr Jul	att. 45	att. 18	
Mme Krattz	att. 10	att. 5	
M. Handelar	att. 40	att. 10 — 14	

TROISIÈME F. B.

att. | att. +

M.	att. 15	att. 25	9 cas :
M.	att. 10	att. 20	(7 hommes.
M. V	att. 15	att. 40	2 femmes.)
Mme Dem	att. 5	att. 10	
Mme Dem	att. 10	att. 15	
M. Rebello	att. 5	att. 15	

M. E. Pia	att. 5 | att. 50	
Mme Bret	att. 10 | att. 15	
Gendarme	att. 20 | att. 50 — 9	

QUATRIÈME F. B.

att. = rep.

M. Jauff	att. 5 | rep. 5	8 cas :
M. Bernard	att. 5 | rep. 5	(5 hommes.
M. Bertais	att. 10 | rep. 10	3 femmes.)
Mariette	att. 5 | rep. 5	
M. Ed. de Lac	att. 5 | rep. 5	
M. Rim	att. 5 | rep. 5	
Mlle Renée	att. 5 | rep. 5	
Mme Pol	att. 5 | rep. 5	

CINQUIÈME F. B.

att. \| rep. +

Léontine	att. 5 | rep. 50	4 cas :
M. Petit	att. 5 | rep. 15	(2 hommes.
Mme Bar	att. 10 | rep. 15	2 femmes.)
M. Randelar	att. 30 | rep. 120	

SIXIÈME F. B.

att. + \| rep.

M. Bouill	att. 30 | rep. 10	7 cas :
M. Darsé	att. 30 | rep. 20	(4 hommes.
M. Ast. Denys	att. 15 | rep. 10	3 femmes.)
Mme Bon	att. 25 | rep. 5	
M. Palet	att. 10 | rep. 5	
Mme Humbert	att. 35 | rep. 15	
Mme Bon	att. 20 | rep. 10	

SEPTIÈME F. B.

rep. = att.

Dr Gac	rep. 10 | att. 10	1 cas.

HUITIÈME F. B.

rep. \| att. +

Auguste	rep. 15 | att. 20	2 cas.
M. Bail	rep. 20 | att. 140	

NEUVIÈME F. B.

rep. + | att.

Julie B.	rep. 40 | att. 20	3 cas :
Mme Cah.	rep. 20 | att. 15	(3 femmes.)
Mme Gac.	rep. 75 | att. 40	

DIXIÈME F. B.

att. | 0

M. Dav.	att. 5 | 0	22 cas :
M. Col. Vabvre	att. 5 | 0	(16 hommes.
Mlle de Prah	att. 5 | 0	6 femmes.)
M. Bélest.	att. 5 | 0	
Mme Vassel.	att. 5 | 0	
Mme Batail.	att. 5 | 0	
Mlle Mat.	att. 5 | 0	
M. Danquin	att. 5 | 0	
M. Rebel.	att. 5 | 0	
M. ***	att. 5 | 0	
M. X.	att. 10 | 0	
M. le Comte.	att. 15 | 0	
M. Fournier	att. 15 | 0	
Dr Imbert.	att. 15 | 0	
Mme Batty.	att. 15 | 0	
Joseph.	att. 20 | 0	
M. Polac.	att. 25 | 0	
Miss Nelson.	att. 20 | 0	
M. John.	att. 30 | 0	
M. Gama.	att. 45 | 0	
M. ***	att. 45 | 0	
M. Harel.	att. 50 | 0	

ONZIÈME F. B.

0 | att.

Dr B.	0 | att. 10	3 cas :
Mme Grignon.	0 | att. 50	(2 hommes.
M. Eloy.	0 | att. 5	1 femme.)

DOUZIÈME F. B.

0 = 0

M. Demar.	0 | 0	2 cas :
M. P. P.	0 | 0	(2 hommes.)

TREIZIÈME F. B.

0 | rep.

Mlle Chai	0 | rep. 5	7 cas :
Mlle Bardet	0 | rep. 5	(2 hommes.)
Mme de Prah	0 | rep. 5	(5 femmes.)
Mme Demarsé	0 | rep. 5	
Mme Vavasseur	0 | rep. 5	
M. Jean	0 | rep. 10	
M. Bragel	0 | rep. 10	

QUATORZIÈME F. B.

rep. | 0

M. Bonnet	rep. 5 | 0	3 cas :
M. Pignero	rep. 10 | 0	(3 hommes.)
M. Bonval	rep. 20 | 0	

QUINZIÈME F. B.

rep. = rep. 2 cas :

Marie	rep. 10 | rep. 16	(1 homme.)
David	rep. 10 | rep. 10	(1 femme.)

SEIZIÈME F. B.

rep. | rep. + 4 cas :

M. Humbert	rep. 10 | rep. 20	(3 hommes.)
M.	rep. 5 | rep. 10	(1 femme.)
Mme Deff	rep. 15 | rep. 30	
Dr Klein	rep. 30 | rep. 130	

DIX-SEPTIÈME F. B.

rep. + | rep. 2 cas :

M. Bardet	rep. 65 | rep. 30	(1 homme.)
Mme Lapeire	rep. 10 | rep. 5	(1 femme.)

STATISTIQUE DES CINQUANTE DERNIÈRES OBSERVATIONS

Nom (Janvier)	Age	Maladie (Août)	Formule biométrique	Observations
		I. att. | att. 1 cas : 1 homme.		
Dr Dur,	40 ans,	Délicatesse de santé.	att. 5 | att. 5	Esprit pondéré.

II. att.+ | att. — 6 cas : (5 hommes. 1 femme.)

M. Dep,	50 ans,	Péritonite chronique.	att. 15 | att. 5	Trait. électrique heureux.
M. Karch,	45 ans,	Entérite chronique.	att. 15 | att. 5	Faiblesse générale.
M. Cl.,	40 ans,	Maladie d'intestins.	att. 28 | att. 6	Impressivité.
M. Mag,	56 ans,	Dilatation d'estomac, dyspepsie.	att. 15 | att. 5	Insomnies.
Mme Rat,	20 ans,	Constipation.	att. 15 | att. 5	Impressive.
Dr Gon. de L,		Dyspepsie.	att. 15 | att. 5	Impressif.

III. att. | att.+ — 2 cas : (1 homme. 1 femme.)

M. Dez,	40 ans,	Myocardie. Alcoolisme.	att. 10 | att. 15	Trait. électrique heureux
Mme Schrat,			att. 5 | att. 10	Insomnies, très impressif.

IV. att. | 0 — 6 cas : (4 hommes. 1 femme.)

Mme Bremont,	25 ans,	Hyperesthésie médull. Hypocondrie.	att. 20 | 0	Pas traitement.
M. Antoine,	40 ans,	Hyperesthésie dorsale.	att. 10 | 0	Nature tendue contractée.
Mme de Maizes,		Névrose rhumatism.	att. 15 | 0	Nature tendue.
M. Fatr.,		Pas malade.	att. 3 | 0	Caractère tendu.
M. de Tachef.,		Pas malade.	att. 5 | 0	Tendu, nerveux.
M. M. de G.,		Pas malade.	att. 3 | 0	Vif, espiègle.

IV. att. = rep. — 4 cas : (3 hommes. 1 femme.)

Mlle Loech,	32 ans,	Bonne santé.	att. 5 | rep. 5	Caractère égal.

M. Coq.,	25 ans, Bonne santé.	att. 2 | rep. 2	Trèspondéré.
M. Emman,	84 ans, Bonne santé.	att. 5 | rep. 5	Humeur égale.
M. P. Vaz.,	Bonne santé.	att. 5 | rep. 5	Bon garçon.

V. att. + \| rep. — 9 cas : (5 hommes. 4 femmes.)

Mlle Rogeat,	20 ans, Atonie stom.	att. 7 | rep. 2	Électrothérapie très vite favorable.
Mme Bouv,	45 ans, Faiblesse pulm. et estomac	att. 25 | rep. 5	Très fatiguée, ressort, traitement, cure.
M. Gauth.,	Bonne santé.	att. 4 | rep. 3	
M. Lafan,		att. 5 | rep. 2	
M. Klotz,		att. 12 | rep. 5	
M. Cadi,		att. 30 | rep. 5	
Mlle Lecou,	Dilat. gastriq., chute rénale.	att. 45 | rep. 5	Ressort, énergie.
Mlle L.,		att. 7 | rep. 2	Trait. électrique indiqué.
M. B.,	Fatigue cervelet.	att. 15 | rep. 5	Statique.

VI. att. \| rep. + — 2 cas : (2 hommes.)

Petit Bard,	Paralysie infant. des membres infér.	att. 10 | rep. 30	Enfant remuant, expansif, amélioré.
Dr Lega.,	Santé exubérante.	att. 2 | rep. 5	

VII. rep. \| att. — 2 cas : (2 femmes.)

Mlle B.,	18 ans, Sang fort.	rep. 20 | att. 5	Impressive.
Mlle Prevost,	Formation fiévreuse, mouv. fébrile.	rep. 8 | att. 10	Impressive. Hydrothérapie réussit.

VIII. 0 | 0 — 4 cas : (3 hommes. 1 femme.)

<table>
<tr><td>M. Rat.,</td><td>Pas malade.</td><td>0 | 0</td><td>Tempérament indifférent.</td></tr>
<tr><td>Mme Marguerite,</td><td>Pas maladive.</td><td>0 | 0</td><td>Sans souci.</td></tr>
<tr><td>Dr H.,</td><td>Pas maladif.</td><td>0 | 0</td><td>Sans souci.</td></tr>
<tr><td>M. Gard,</td><td>Pas maladif.</td><td>0 | 0</td><td>Indifférent.</td></tr>
</table>

IX. 0 | rep. — 6 cas : (4 hommes. 2 femmse.)

<table>
<tr><td>Mme Dez.,</td><td></td><td>0 | rep. 5</td><td>Névrose psychique guérie électricité</td></tr>
<tr><td>M. Lef.,</td><td></td><td>0 | rep. 10</td><td>Névrose psychique améliorée élect.</td></tr>
<tr><td>Mme Ew.</td><td></td><td>0 | rep. 2</td><td>Esprit obsédé amélioré.</td></tr>
<tr><td>M. des B.</td><td></td><td>0 | rep. 15</td><td>Esprit ouvert très actif.</td></tr>
<tr><td>M. Jés.</td><td>Verte santé.</td><td>0 | rep. 5</td><td>Activité nerveuse.</td></tr>
<tr><td>M. Legn.</td><td>Hémiplégie.</td><td>0 | rep. 10</td><td>Activité : volonté psychique.</td></tr>
</table>

X. rep. | 0 — 4 cas : (2 hommes. 2 femmes.)

<table>
<tr><td>Mlle de K.,</td><td>Mouv., fièvre, rhumatism.</td><td>rep. 20 | 0</td><td></td></tr>
<tr><td>Mme Ran.,</td><td>Névrose fébr. goutte.</td><td>rep. 75 | 0</td><td></td></tr>
<tr><td>Dang.,</td><td>Névrose fébrile, congestion pulm.</td><td>rep. 10 | 0</td><td>Ressent des douleurs.</td></tr>
<tr><td>B. Boy.,</td><td>Goutte nerveuse névrosée.</td><td>rep. 5 | 0</td><td></td></tr>
</table>

DEUXIÈME PARTIE

CHAPITRE V

CE QUE LA FORCE VITALE N'EST PAS
LOI DE CONSOMMATION DU MOUVEMENT LIBRE
PAR LES MODES DE L'ÉNERGIE

> La vie n'est pas de l'énergie; la mort d'un animal n'affecte pas le moins du monde la somme de l'énergie, toutefois un animal vivant exerce sur l'énergie une action qu'il n'exerce plus après la mort.
>
> (Lodge.)

> Toute chaleur procède de l'esprit vital... La chaleur interne est excitée en raison de l'agitation de l'esprit interne dont elle est le domicile.
>
> (Maxwell.)

CHAPITRE V

CE QUE LA FORCE VITALE N'EST PAS. — LOI DE CONSOMMATION DU MOUVEMENT LIBRE PAR LES MODES DE L'ÉNERGIE

FORCE VITALE

FORCE NOUVELLE NON ENCORE DÉCRITE

Dans la première partie, après l'exposition de la question, nous avons cherché à montrer l'état actuel de la science au point de vue des phénomènes attractifs et répulsifs, avant de décrire la méthode biométrique et de fournir les statistiques que l'on vient de lire.

Nous avons voulu par là présenter une série de faits absolument probants par la valeur scientifique des moyens employés dans leur constatation. Par le groupement des formules en différentes catégories, nous avons exposé, après le fait, sa déduction, qui est la formule biométrique.

Le fait est l'aiguille qui se meut sans contact et à travers la paroi du verre, sous l'influence de la main tenue à distance.

La formule biométrique est l'interprétation du fait se répétant dans des conditions analogues chez des sujets ayant un tempérament personnel, présentant une formule particulière

Quelle est cette force, baptisée du nom de *vitale?* A-t-elle des caractères qui puissent la différencier des modes de l'énergie actuellement connus ?

A cela je réponds en exposant ci-après des expériences démonstratives...

Dans mes recherches expérimentales, j'ai été amené à constater une loi nouvelle, celle de *la consommation du mouvement libre toujours attiré par tous les modes de l'énergie.* C'est-à-dire la chaleur, la lumière, l'électricité, le magnétisme attirent l'aiguille d'une façon constante et la fixent dans le sens attractif, tant que dure l'expérience; l'aiguille rétrocède après. Si l'on considère le mouvement libre comme dû au choc des atomes, suivant la théorie la plus répandue, et que ces atomes attirés soient susceptibles d'être mesurés dans leur poids chimique, comme dans leur valeur dynamique, on comprendra la portée de cet aperçu nouveau. Un mode de l'énergie connu, comme la chaleur, consommerait non seulement du gaz chimique, matière *tangible* oxydée, mais encore du mouvement libre, c'est-à-dire des atomes chimiques et dynamiques *invisibles* qui seraient attirés et absorbés pour parfaire la chaleur.

VOYONS CE QUE LA FORCE VITALE N'EST PAS

La force vitale n'est ni de la chaleur, ni de la lumière, ni de l'électricité, ni de l'aimantation.

Les modes de l'énergie, actuellement fixés comme manifestations ou transformations du mouvement produit, sont caractéristiques, si bien que leur mode d'être les différencie entre eux. Quel que soit le degré de leur parenté ou de leur transformation, tous ont, en présence de l'aiguille, une puissance attractive, tandis que l'énergie humaine présente un double mouvement *en attraction et en répulsion* de droite à gauche, ou de gauche à droite, et de plus des phases intermédiaires d'attraction et de répulsion d'un seul côté, momentanément produites.

Cet ensemble de phénomènes constitue, pour ainsi dire, le jeu de la Vie en nous.

Elle est, de plus, complètement différente par le côté de finalité qui préside à ses mouvements normaux, comme à ses retours vers l'état normal, après un écart momentané ; ainsi se différencie la force vitale d'avec un mode de l'énergie aussi nettement invariable que la *chaleur* ou l'*électricité*, toujours identiques à eux-mêmes.

Loi de consommation du mouvement libre par les différents modes de l'énergie attirant toujours l'aiguille

Les différents modes de l'énergie actuellement connus sont des condensations ou des fixations du mouvement produit ou transformé, sur un appareil collecteur ou fixateur. D'après les expériences rapportées aux paragraphes suivants, établies pour différencier la force vitale des autres modes d'énergie connus, on voit le choc atomique servir aussi à leur continuation et à leur entretien, de telle sorte que le mouvement-chaleur une fois produit consomme du mouvement libre, que le mouvement-lumière consomme du mouvement libre, que le mouvement-électrique consomme du mouvement libre, que le mouvement-magnétique consomme également du mouvement libre. Car de la chaleur, de la lumière, de l'électricité, du magnétisme, placés perpendiculairement à la pointe de l'aiguille de l'appareil, attirent cette aiguille, la fixent en appel de chocs atomatiques, la font dévier en attraction et non en répulsion.

On peut donc considérer le mouvement libre comme dû au choc des atomes dont Crookes a démontré que la constitution chimique équivalait la constitution dynamique, et que partant l'une pouvait chiffrer l'autre.

Le mouvement-chaleur peut être considéré comme du mouvement libre attiré et accumulé dans le corps échauffé, qu'il pénètre, et dont il dilate et change la disposition physique des molécules.

Le mouvement-lumière serait du mouvement libre attiré et accumulé sur le corps éclairant, sans écoulement suffisant, avec radiation superficielle, par ondulations.

Le mouvement-électrique serait du mouvement libre, attiré, accumulé, superficiellement, s'écoulant par des décharges en masse, chute de potentiel.

Le mouvement-magnétique serait du mouvement libre attiré, accumulé, mais faisant corps avec l'organe auquel il se soude.

Tous les modes de l'énergie sont corrélatifs à leur source comme quantité, à la loi de débit, ainsi qu'à l'appareil comme transformation. Dans ces conditions, ils sont absolument fatals, c'est-à-dire d'une reproduction mathématique, tandis que la force vitale présente une allure de mouvement et un mode d'intelligente application, qui se gradue d'elle-même pour s'adapter aux besoins de chacun des êtres qu'elle est destinée à fournir du principe Vie.

Il existe donc, au point de vue de la force vitale cosmique, une différence capitale dans son application à l'homme que le biomètre m'a permis de constater et de chiffrer ; c'est qu'elle ne pénètre le corps humain que suivant des données rationnelles de besoin corporel, de reconstitution dynamique, de fonctions à entretenir d'intelligence de vie en un mot, que n'offrent ni la chaleur qui brûle, ni la lumière qui aveugle, ni l'étincelle qui foudroie.

J'ai toujours vu la déviation de l'aiguille être en rapport attractif et intelligent avec les besoins de notre propre force vitale à reconstituer, et ne plus se prêter à une attraction lorsque cette reconstitution s'était opérée ; elle prend une allure pondérée quand l'expansion psychique est égale à l'attraction physique, c'est-à-dire lorsque la recette *vie* est équilibrée par la dépense *être* (être en vie).

Il existe donc une harmonie indéniable entre la force de vie cosmique et notre propre force vitale qui en provient ; cette harmonie ne se trouve pas parmi les modes de l'énergie condensée sans adaptation intelligente pour nous, puisque nous sommes obligés de les graduer avec nos appareils, tandis que la force vitale se gradue *per se* et d'elle-même en bonne mère, *alma parens*.

La chaleur, la lumière, l'électricité ont certes une action importante dans l'existence, mais sans modulations personnelles; elles peuvent être aussi fatales que bonnes à des tempéraments différents.

Je ne vais citer que des exemples, et non rapporter toutes mes expériences.

Expérience I. — Prouvant la consommation de mouvement libre par la chaleur non lumineuse (eau venant de bouillir, contenue dans un vase en grès).

L'aiguille est à 30 degrés ouest du pôle nord, le vase

est prudemment placé à l'ouest du cadran, à 0m,10 environ de la paroi du verre.

L'aiguille, à la septième minute, est fixée à 55 degrés ouest, ayant marché de 30 degrés à 55 degrés, c'est-à-dire de 25 degrés en *attraction* vers le vase.

Déduction. — La chaleur sombre attire l'aiguille et consomme du mouvement libre.

Expérience II. — La chaleur et la lumière, réunies en un foyer incandescent, attirent et fixent l'aiguille.

Chaque fois que j'ai placé à 15 ou 20 degrés de l'extrémité de l'aiguille la mèche d'une bougie allumée ultérieurement avec un long rat-de-cave, sans que la main y touche, j'ai remarqué que l'aiguille s'est portée vers ce foyer calorique, et s'y est fixée pendant un laps de temps qui m'a paru être en rapport avec la durée de la combustion.

La flamme attire donc.

Tel est le dispositif de ces expériences.

1° Orienter l'appareil dans la ligne S. N. ;

2° Placer, à 30 degrés de la pointe et de chaque côté de l'aiguille, les mèches de deux bougies, de telle façon qu'allumées ultérieurement le sommet de leurs flammes soit dans le plan de la pointe de l'aiguille ;

3° Attendre la production de l'immobilité de l'aiguille faisant avec les deux mèches deux secteurs d'angles égaux, allumer avec un long rat-de-cave, se tenir à distance et observer ce qui se passe durant les deux minutes d'expérience.

On constate que, la flamme étant séparée de la paroi du verre de 0m,01 environ, et de 0m,04 de la pointe de l'aiguille, celle-ci n'a pas subi de déviation dans la première minute.

Durant la seconde, l'aiguille est attirée progressivement et décrit un angle de 15 degrés à droite, par exemple, et de 10 degrés à gauche ; l'écart semble être en rapport avec l'intensité calorique et la durée de l'expérience ;

4° Une seconde expérience encore plus concluante est faite avec un biomètre à double étui de verre, espacés l'un de l'autre.

A $0^m,02$ de cet appareil l'action vitale se produit sur l'aiguille, elle traverse les deux verres ; la main attire, repousse ou donne 0. Il n'en est pas de même pour la flamme.

Si, à $0^m,02$ du même instrument, on allume un rat-de-cave pendant deux minutes sans que la flamme dépasse la hauteur de la double paroi de verre, on n'obtient aucun phénomène ; le résultat est négatif. Le double étui de verre s'oppose à l'action calorique et laisse passer l'action vitale durant les deux minutes d'expérience.

La flamme approchée à un demi-centimètre, léchant et chauffant le verre, n'a pas produit de déviation en deux minutes.

Dans un autre cas, à la deuxième minute, il ne s'était encore produit aucune attraction, lorsque, le verre se fendant de haut en bas, l'aiguille fut alors attirée comme avec l'appareil à simple paroi.

Conclusion. — Il est très important de noter la différence capitale de réaction de l'appareil à double paroi, *négative* pour la chaleur, *positive* pour l'action vitale dans le même laps de temps. Elle démontre bien que la caloricité d'une bougie, quoique élevée, n'a pas le même mode d'action que l'énergie vitale, et que le phénomène constaté ne possède aucune similitude avec la formule biométrique observée chez l'homme.

EXPÉRIENCE III. — Avec un foyer à pétrole dans une petite lampe duchesse nickelée, placée près du pôle nord de l'appareil.

1° L'aiguille est fixée à 20 degrés vers l'ouest, avant l'expérience; je place la lampe et l'y laisse pendant quinze minutes; au retour, l'aiguille a marché de 20 degrés à 45 degrés vers l'ouest, attirée par le foyer lumineux, et s'y fixe;

2° L'aiguille étant à 50 degrés vers l'ouest, la petite lampe est posée à l'est de l'aiguille perpendiculairement à la pointe; je reste pour observer ce qui se passe en quinze minutes; l'aiguille est attirée de 50 degrés à 30 degrés, puis à 20 degrés, dépassant ainsi, par le mouvement d'attraction, le plan de la lampe de 20 degrés; elle revient à 30 degrés, dépasse encore le plan, va à 25, retourne à 30 degrés où elle se fixe après ces oscillations hésitantes, et reste à 30 degrés, c'est-à-dire en attraction de 20 degrés dans un plan qui n'est pas celui qui passe par le centre du cadran et du foyer lumineux. Elle reste ainsi tant que la lampe est allumée. Après l'avoir éteinte, l'aiguille reprend la position qu'elle occupait avant l'expérience.

Conclusion. — La chaleur, la lumière mode de l'énergie, c'est-à-dire mouvements calorique et lumineux, attirent l'aiguille et consomment du mouvement libre, comme elles consomment de l'oxygène pour brûler les gaz.

Dans l'expérience avec la lampe à pétrole, l'oxygène brûle les gaz, produit de la chaleur et de la lumière en petite quantité; dans la lampe électrique à incandescence, où il n'y a ni gaz ni oxygène à consommer, où le vide relatif existe, il se produit de la chaleur en certaine quantité, mais surtout une lumière très intense, due au mouvement électrique transformé par une condensation superficielle en mouvement lumineux ondulé.

Voyons l'EXPÉRIENCE faite avec la lumière électrique.

Ayant en main un des accumulateurs Chardin, je résolus de faire quelques expériences sur l'action de la lumière électrique, mouvement lumineux, pour voir si l'aiguille serait également attirée par elle, comme par les autres modes de l'énergie.

Je rapporte une de ces observations.

La petite lampe électrique est posée perpendiculairement à l'extrémité de l'aiguille, au pôle nord, sans contact avec la main. L'aiguille est située à 30 degrés est de ce pôle; dès que la lumière est produite, elle se déplace, éprouve deux oscillations, c'est-à-dire, attirée, dépasse le foyer lumineux, repasse devant lui et, à la troisième minute, reste fixée par la lumière électrique en attraction de 40 degrés; cinq minutes après, elle y est encore. A ce moment, la lampe est éteinte, et l'aiguille reprend un mouvement en sens inverse dont la durée n'est pas observée.

Très frappé par ces phénomènes d'attraction exercés sur l'aiguille par un rayon calorique et lumineux intense, qui, dans ma pensée, devait d'abord les repousser, car j'étais imbu du précepte de la loi de dilatation des corps par la chaleur et confondais cette loi avec celle qui s'applique au contact des corps mobilisés et non à l'intimité de leurs molécules; frappé, dis-je, de cette loi d'attraction et de fixité dans l'attraction, j'ai voulu voir, puisque la chaleur attirait l'aiguille, ce que la glace ferait, en présence du biomètre.

Expérience V. — 750 grammes de glace terminés en pointe, rapprochés à 0m,02 de l'appareil, sans contact avec la paroi du verre et perpendiculairement placés à l'ouest de l'aiguille qui se trouve elle-même à 30 degrés ouest du pôle nord.

En 5 minutes, répulsion .... 15°, de 30° à 15°
En 10 minutes, répulsion............ 20°, de 30° à 10°
En 15 minutes, répulsion............ 25°, de 30° à 5°

En quinze minutes, l'aiguille a donc été repoussée par la glace de 30 degrés ouest à 5 degrés vers le nord, c'est-à-dire de 25 degrés, phénomène qui m'a fort surpris : quelques instants après avoir retiré la glace, l'aiguille se défixe et revient à 20 degrés ouest.

Avec toutes les précautions possibles, pour ne toucher ni remuer la glace, le bloc est mis au pôle nord du cadran perpendiculairement à l'aiguille fixée de 20 degrés ouest, à 0m,02 du cylindre en verre.

En 5 minutes, répulsion.... 15°, de 20° à 35° vers l'ouest
En 10 minutes, répulsion.... 20°, de 20° à 40°
En 15 minutes, répulsion.... 25°, de 20° à 45° ouest

L'aiguille est fixée tout le temps que la glace reste en présence.

La loi qui par la chaleur fait dilater les molécules des corps, et par le froid les resserrer, fut la cause de l'étonnement que j'éprouvais en voyant la chaleur déplacer un corps en attraction, et le froid le déplacer en répulsion; mais j'eus bien vite compris la cause de mon erreur qui confondait l'influence du froid et du chaud sur l'état moléculaire d'un corps avec son action sur l'état de sa stabilité.

Étaient-ce les rayons frigorifiques de la glace, admis

par les uns, rejetés par les autres, qui provoquaient le phénomène observé ? je ne le crois pas ; car, dans mes expériences (que je ne rapporte pas toutes ici), il m'a semblé que les phénomènes de répulsion étaient dus à l'état de glace fondante, laissant échapper par ses pointes le mouvement qu'elle avait englacé au moment du changement de la constitution physique de l'eau.

La transformation de son mode morphologique d'eau en glace avait condensé une somme de mouvement qu'elle rendait en fondant.

Telle est l'interprétation, peut-être inexacte, de ce curieux phénomène.

Expérience VI. — Consommation du mouvement libre par l'électricité statique.

L'appareil étant mis sur le tabouret isolant, négativement chargé d'une machine statique, et l'aiguille placée perpendiculairement à une canne reliée au sol sans contact de la main, je pensais que le fluide positif, s'échappant par la canne, aurait une action répulsive sur la pointe de l'aiguille. Il n'en fut pas ainsi ; je constatai, au contraire, une vive attraction de la pointe de l'aiguille se dressant, tendant à se réunir à l'extrémité de la canne, à travers la paroi du verre. En changeant le dispositif, c'est-à-dire l'appareil étant mis dans un bain positif, la pointe de la canne représentant l'électricité négative, l'aiguille se précipite également à travers la paroi du verre avec une si grande intensité que, si l'on substitue à tour de rôle les deux mains l'une après l'autre, l'aspiration de l'aiguille se produit, et l'action de la force vitale est trop faible pour pouvoir résister au courant qui tend à s'établir. On n'observe plus alors de phénomène d'attraction et de répulsion pour les mains, dont la force vitale aspiratrice ou répulsive est noyée dans le flot du fluide électrique dans un sens constant d'attraction, quelle que soit la nature positive ou négative du bain statique employé.

Il y a donc bien loin de cette force électrique brutale, fatale dans son mode, à la force vitale dont les manifestations sont adaptées différemment à chaque personne suivant leur tempérament.

Il est curieux de voir, lorsqu'on met les deux mains à la fois en présence de l'appareil sur le tabouret isolant le mouvement giratoire qui se produit dans un sens avec des sauts en forme de huit ; mais je n'en ai pas assez étudié la complexion pour faire autre chose que de le signaler.

Les expériences de Tesla, faites avec des courants alternatifs très puissants, et produisant de la lumière électrique sans contact sur des lampes à incandescence, semblent bien donner raison à cette condensation du mouvement libre, faite à distance, dans des proportions telles qu'il en résulte du mouvement lumineux. L'induction faradique ordinaire me semble relever du même ordre d'idées.

Que conclure de tous ces faits, sinon que le mouvement électrique consomme même à distance du mouvement libre.

Expérience VII. — Le mouvement magnétique consomme du mouvement libre en attraction ; il attire et fixe l'aiguille.

Un aimant plat, droit, appuyé contre la paroi du verre dans le plan de l'aiguille pendant dix minutes attire l'aiguille de 5 degrés pour le pôle austral ou négatif, avec retour rapide de l'aiguille au point de départ sans fixité ; le pôle + boréal attire l'aiguille de 15 degrés dans le même laps de temps et la fixe d'une façon caractéristique. Une heure après on la retrouve dans la même situation.

Cette différence entre la puissance attractive du pôle négatif et celle du pôle positif est à rapprocher des sensations agréables de gaîté et d'expansion qu'éprouvent les hypnotisés à la vue de celui-ci. Condenserait-il en eux une somme de forces qui leur procurerait un état spécial de bien-être?

Par l'application du pôle positif chez les mélancoliques, on sait que le Dr Luys est arrivé à combattre cet état et à rendre la gaîté à ses malades qui voient alors *tout en bleu*, tandis que le pôle négatif, qu'ils voient rouge, leur produit un effet contraire.

J'ouvre ici une parenthèse au sujet de la tristesse et de la gaîté, qui rentre assez dans le cadre des dictons populaires. La tristesse se traduit par la concentration, la gaîté par une douce expansion; or j'ai pu constater maintes fois avec le biomètre que les gens gais, en train, sont expansifs, et des deux mains repoussent l'aiguille d'une façon égale; tandis que les caractères tristes, neurasthéniés attirent des deux mains. Cette considération viendrait appuyer la pensée de Louis Lucas, relativement au mouvement: « La gaîté se traduit par de la force en plus, portée jusqu'à une expansion relative. ». rep. 5 | rep. 5.

La tristesse serait de la force en moins et se traduit par de l'attraction des deux côtés (voir plus loin les expériences). att. | att.

Conclusion. — De l'ensemble de tous ces faits il me semble bien résulter que les modes de l'énergie connus sont de *grands consommateurs* du mouvement libre, et qu'au point de vue de la force appliquée on pourra par la suite en tirer d'utiles déductions.

On voit donc la différence capitale qui existe entre la force vitale et l'énergie au point de vue du mouvement. C'est que la consommation du mouvement libre par les modes de l'énergie s'accompagne toujours d'attraction, tandis que la force vitale est caractérisée par un jeu intelligemment établi des mouvements d'attraction et de répulsion équilibrés, révélant le tempérament particulier à chaque individu. Il y a harmonie et échange rationnellement appliqués du principe *vie* à l'*être* qui le reçoit.

CHAPITRE VI

CE QU'EST LA FORCE VITALE

Nous n'avons pas une connaissance de la force vitale elle-même, mais simplement des connaissances concernant la force vitale. (LOTZE.)

L'Esprit de l'univers est une essence très subtile... adaptant les forces et l'effort et si bien distribué qu'il conserve, fait croître et anime les corps qu'il détient. (HERMÈS.)

Le médicament universel n'est, en effet, rien autre chose que l'esprit vital multiplié dans le sujet qui en a besoin. (MAXWELL.)

CHAPITRE VI

CE QU'EST LA FORCE VITALE

Il est intéressant de rechercher le mécanisme du phénomène, en lui-même. *L'aiguille se meut.* Pourquoi est-elle attirée par la main droite, deux cent vingt-sept fois sur trois cents, repoussée ou immobilisée par la main gauche? Nous avons vu que les expériences faites avec la chaleur et la lumière ne m'ont jamais permis de constater, pour l'appareil, cette alternative d'attraction à *sa droite*, de répulsion à *sa gauche*. J'ai toujours vu l'aiguille diriger son extrémité vers la flamme ou la chaleur, et revenir vers elle lorsque le degré d'attraction primitif lui avait fait dépasser le but ? On comprend l'importance de ces considérations : l'appareil est, dans un état stationnaire, et l'aiguille se dirige physiquement vers la lumière, tandis que les sujets varient dans un espace de temps relativement court et donnent des formules biométriques différentes et personnelles.

La réaction différentielle des deux mains ayant la même température saute de suite aux yeux. Pourquoi la main droite attire-t-elle, tandis que la main gauche attire, repousse ou donne 0? J'ai vu, de plus, les deux mains, qu'elles fussent chaudes ou froides, repousser ou attirer ensemble, comme, séparément, l'une d'elle attirer, et l'autre repousser.

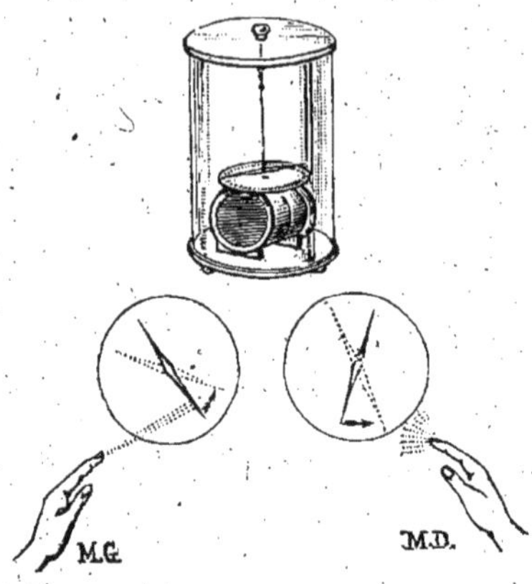

Attraction droite, répulsion gauche, simultanément produites sur deux appareils à la fois.

Peut-on penser que ce soit la chaleur qui agisse, lorsqu'à la suite d'une douche d'électricité statique on voit la tension vitale se transformer et passer de la formule neurasthéniée ou hypotensive, main droite attire | main gauche attire à la formule normale tensive : M. D... attire | M. G... repousse, en même temps que la personne se sent mieux, plus vivante, que son pouls devient plus régulier et plus fort.

Exemple : M. Mont.	m. d. att. 10	m. g. att. 10
Douche cérébro-statique 5 min.	m. d. att. 5	m. g. rep. 5

Non, ce n'est pas la chaleur de la main qui meut l'aiguille ; attirée ou repoussée elle obéit à un phénomène tout personnel dû au mouvement intime du corps vital fluidique, au degré de tension ou d'effort de l'âme en nous.

VOYONS CE QU'EST LA FORCE VITALE

Thury baptise la « psychose » de Gasparain et l'appelle « force echtenique ». Semblable à l'éther, elle pénètre tout système nerveux, organe et substance inorganique. L'esprit la meut; et Crookes regrette de n'avoir pas connu ce nom, lorsqu'il appela force psychique le genre de dynamisme qu'il étudia d'abord avec Home et qu'il reconnut exister chez bien des personnes ; il pressentait aussi qu'un jour viendrait où un esprit chercheur trouverait appareil et loi permettant de constater les manifestations de la force echtenique de Thury.

Je ne puis m'empêcher de citer le passage relatif à cet égard. « Ces expériences mettent hors de doute les conclusions auxquelles je suis arrivé dans mon précédent mémoire, l'existence d'une force associée d'une manière encore inexpliquée à l'organisme humain, force par laquelle un surcroît de poids peut être ajouté à des corps solides sans contact effectif; après avoir vu Home dans un état de défaillance presque complète, étendu sur le plancher, pâle et sans voix, je puis à peine douter que l'émission de la force psychique ne soit accompagnée d'une émission de la force vitale. »

Il s'agit ici d'un acte volontaire d'émission extériorée pour à distance imprimer un mouvement à un levier dans le sens perpendiculaire, ce qui justifie l'expression de poids ; dans les déviations horizontales de l'aiguille, le mot de « poussée à distance » traduira mieux le fait de répulsion observé sur le biomètre à travers la paroi du verre. Il ajoute : « Cette force est probablement possédée par tous les êtres humains, quoique les individus qui en sont doués avec une énergie extraordinaire soient sans doute rares ; pendant l'année qui vient de s'écouler, j'ai rencontré dans l'intimité de quelques familles cinq ou six personnes qui possèdent cette force, d'une manière assez puissante pour m'inspirer pleinement la confiance que, par leur moyen, on aurait pu obtenir des résultats semblables à ceux qui viennent d'être décrits, pourvu que les expérimentateurs opérassent avec des appareils plus délicats et susceptibles de marquer une fraction de grain, au lieu d'indiquer seulement des livres et des onces. »

On le voit, Crookes avait pressenti qu'avec un appareil plus délicat on pourrait trouver chez bien des gens une force d'expansion, susceptible d'enregistrement, agissant sous l'influence de la volonté sans contact.

Avec un appareil *très délicat* j'ai pu constater cette force d'expansion, non seulement sous l'influence de la volonté, se traduisant par un déplacement répulsif de l'aiguille, mais encore par un déplacement spontané, sans intervention volontaire, en rapport avec l'exubérance de la force vitale s'échappant, pour ainsi dire, par le trop plein, chez toutes les personnes présentant une dose marquée de vitalisme.

Ce que Crookes avait observé à la suite d'effort chez plusieurs personnes, je l'ai observé chez beaucoup avec un appareil sensible, comme simple radiation de la vitalité en nous, susceptible d'être classifiée et interprétée, non plus en prenant le poids comme mesure, mais en prenant le degré d'un cadran comme unité de la force vitale, s'extériorant et venant se chiffrer d'elle-même.

J'ajoute que les sommes énormes d'émission psychique voulue, produites sur l'enregistreur de Crookes, s'accompagnaient d'un épuisement remarquable, tandis que le biomètre enregistre simplement le degré d'expansion de la force vitale, chez une personne qui n'éprouve ni fatigue ni épuisement, qui ignore même ce qui se passe, au moment où elle est au calme, le plus elle-même ; on peut ainsi juger de l'état de la force qui est en elle par les phénomènes d'attraction et de répulsion, inconsciemment et spontanément produits au moment de calme physique et moral.

Ces auteurs n'ont vu la question que sous un aspect, l'extérioration de notre dynamisme volontairement émis ; ils n'ont pas parlé de la pénétration de la force cosmique, ni du mode d'alimentation de cette force echtenique. Ils ont bien vu ce qui sortait du corps, ils n'ont pas vu ce qui y entrait ; ils n'ont pas su qu'à ces périodes, qu'ils appelaient des périodes d'émission nerveuse, succédaient des périodes de réfection dynamique, et qu'après avoir projeté leurs forces sur un tambourin produisant coups, chocs et déviation du levier, il arrivait un moment où la décharge cessait par besoin de recharge. Après les phases de répulsion nous trouvons les phases d'attraction de Spencer ; bien plus nous voyons la nature, dans un mouvement spontané d'intelligence, combiner chez l'homme ces deux phases, d'attraction d'un côté, de répulsion de l'autre, aspirer pour donner, attirant du mouvement universel, d'une part, pour le rendre, d'autre part, au mouvement universel. Ainsi la force vitale générale, l'âme du monde, nous pénètre et nous rattache par deux nouveaux pôles à l'ensemble de la vie générale, constituant entre l'aspir et l'expir des anciens mages un corps nouveau. Ils l'avaient appelé « corps astral » ; je l'ai nommé, dans un langage plus moderne, corps fluidique, vital, pour en indiquer la nature, le point d'origine et le rôle qu'il joue en nous : l'âme du monde, le principe Vie fusionnant avec l'*être* en Vie.

Dans le chapitre précédent, nous avons vu les modes de l'énergie connus aspirer toujours l'aiguille ; dans les chapitres suivants, nous verrons, au contraire, notre force vitale présenter des mouvements d'attraction et de répulsion.

C'est grâce à ces mouvements et à leur interprétation que l'on peut pénétrer dans la nature du principe vital, sans toutefois oser dire qu'on le connaisse complètement parce qu'on le reconnaît.

Par rapport aux germes des corps, par rapport aux corps eux-mêmes et aux êtres, la vie peut être envisagée comme un principe dont l'essence même est intangible, mais dont certains côtés enregistrables permettent de saisir en partie la causalité et semblent pouvoir se résumer ainsi :

Principe se manifestant par de l'intelligence, de la force et de la matière ; intelligence d'adaptation créatrice ; *mouvement primordial libre*, tour à tour créateur et destructeur. < Att. et Rép. > *Matière primordiale*, unité de substance. — Réunies, ces trois causes, par une admirable modulation dans leurs effets, répètent dans l'avenir les actes du passé, reconstituent, entretiennent et transforment les corps dans l'évolution du monde.

C'est, en effet, de l'intelligence qui mène et dirige toutes ces transformations de créations et de morts incessantes des cellules en nous : *La vie est une création. La vie est la mort.* (C. Bernard.) Le mouvement intelligemment dirigé de la force vitale en nous est *accessible* à notre esprit, par son adaptation remarquable, et *tombe* sous notre sens physique par ces mouvements enregistrables.

L'unité primordiale de la matière est admise et révélée par quelques expériences scientifiques (1). J'en citerai une faite par M. de Guaïta et contrôlée par les savants Schrœder, Greef et Braconnot ; elle est intéressante à plus d'un titre :

« Vous prenez 1 kilogramme de soufre en fleur et, après l'avoir soigneusement lavé à l'eau distillée, vous l'étendez en une couche de moyenne épaisseur sur laquelle vous semez une quantité connue de graines de cresson. Vous arrosez le tout à l'eau distillée pour entretenir l'humidité. Bientôt les graines germent, la plante se développe, et vous faites votre moisson. Quand un certain nombre de récoltes successives vous auront fourni tiges et feuilles en abondance, incinérez toute cette substance végétale ; vous obtiendrez ainsi facilement une quantité de sels fixes dépassant de beaucoup le poids de graines semées. Quelle ne sera pas votre surprise, en soumettant à l'analyse chimique cette cendre végétale, d'y trouver de la potasse, de l'alumine, de la silice, de la chaux, des oxydes de fer et de manganèse, combinés pour une part aux acides carbonique, sulfurique et phosphorique, et à l'état libre, pour l'autre part. Ainsi, pour passer sous silence les corps volatils ou décomposables, vous constaterez la présence de corps simples, métaux et métalloïdes, exactement les mêmes, qui se retrouvent dans les cendres du

(1) A cet égard, un grand chimiste a dit : « J'ai retrouvé, dit M. Berthelot dans son livre des *Origines de l'Alchimie*, non seulement la filiation des idées qui avaient conduit les alchimistes à poursuivre la transmutation des métaux, mais aussi la philosophie de la nature qui leur avait servi de guide, *théorie fondée sur l'hypothèse de l'unité de la matière* et aussi plausible au fond que les théories modernes les plus réputées aujourd'hui. » (Voir l'*Initiation*, 1892.)

cresson normal poussé en pleine terre et en pleine eau et dont les racines adhèrent au lit même de la source ou du ruisseau. »

Que fait la plante dans le cas en question ? La force vitale, *son âme physique végétale*, en rapport avec la force de vie cosmique, lui prendra non seulement les forces du mouvement primordial (att.) nécessaires pour son développement, mais encore les principes atomiques de sa matière primordiale hyperphysique, qui est *une;* elle les digère, les concrète en matériaux physiques multiples, qu'elle assimile à son corps chimique, sans avoir recours aux concrétions matérielles du sol ou du ruisseau, déjà formées.

Dans le chapitre précédent, nous avons vu les modes de l'énergie connus aspirer toujours l'aiguille ; la force vitale, au contraire, tantôt l'aspire, tantôt la repousse.

Voyons les principaux caractères qu'elle présente chez l'homme.

1° *Double mouvement.* — La force vitale se traduit par des phénomènes d'appel de vie périphérique, et de restitution de cette vie à l'espace, lorsque le niveau relatif aux besoins de nos organes est atteint (att. = rép.). L'attraction est l'expression de la nature parturiante, créatrice, âme physique, inconsciente, en nous ; la répulsion traduit l'expansion spontanée de l'âme consciente psychique que dirige l'esprit.

Le corps fluidique vital est, on le voit, formé de l'âme *animata* et *animans*, *physico-psychique*.

« C'est maintenant une vérité acquise que l'âme a l'apperception de son propre corps,... mais, percevant sa propre activité, elle reconstitue à chaque instant par un travail spontané l'objet même de son activité (1). Le

(1) *De l'Apperception*, A. Bertrand.

corps devient ainsi une habitude de l'âme, sa manière d'être dans le temps et l'espace. » (A. Bertrand.)

2° *Absence de support.* — La force de vie universelle est partout, pénètre tout, est en tout, avec une admirable adaptation. Dans l'homme, qui nous occupe seul, elle pénètre en lui directement sans support ni moyens de canalisation, tandis que le fluide électrique ou le fluide nerveux ont besoin de fils ou de nerfs pour être propagés, dirigés, et n'être pas transformés. Elle est partout, en contact avec tout, reliant tout, sans besoin d'intermédiaires organiques, pour la transporter et la contenir. M. Lodge a dit « qu'à travers l'éther un mode de communication nouveau était possible, sans que le principe de la conservation de l'énergie fût mis en péril ».

3° *Pénétration et extérioration de la force vitale à travers les corps qui arrêtent la chaleur, l'électricité.* — Non seulement la force vitale n'est pas de la chaleur, comme on me l'avait objecté, car la main droite et la main gauche ayant la même température présentent des écarts considérables, et sur trois cents cas deux cent vingt-sept fois la main droite attire, tandis que la main gauche repousse ou donne 0; mais encore, à la suite des pratiques électriques, on voit les formules se transformer, indépendamment de toute caloricité directement employée ; j'ai voulu constater son action à travers un gros bloc de glace interposé entre l'appareil et la main.

EXPÉRIENCE

Un bloc de glace de $0^m,10$ d'épaisseur, de $0^m,20$ de hauteur et de $0^m,16$ de largeur est placé devant l'appareil à $0^m,10$ environ.

Ainsi, la main est à $0^m,02$ de la glace, à $0^m,20$ de

l'appareil, y compris les $0^m,10$ d'épaisseur de la glace.

Clément, deux minutes par main ; la main gauche est présentée la première pour répondre à l'objection d'une personne, disant que je devais varier la présentation des mains. Au bout de deux minutes l'aiguille, qui était fixée avant l'expérience, donne att. 20.

La main droite est ensuite présentée, deux minutes également : dès la première minute elle donne rép. 10. Occupée par l'expérience, cette personne est saisie par

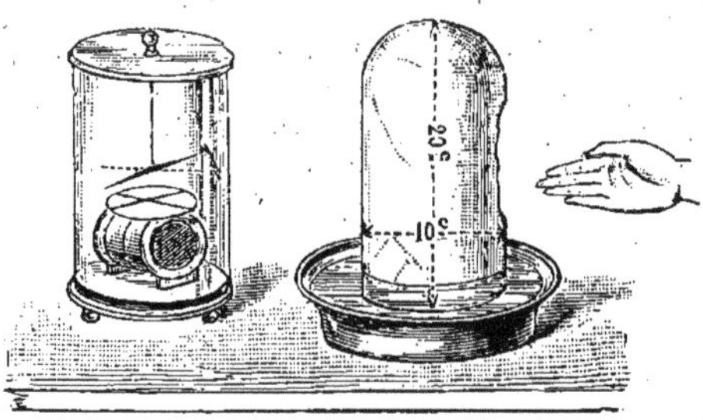

Expérience à travers la glace.

l'entrée soudaine derrière elle d'une dame qui la surprend, et elle éprouve une contraction à l'estomac, un saisissement sans que la main bouge. Je vois immédiatement l'aiguille revenir en attraction de 15 degrés.

Cette transformation *de visu* de la formule biométrique dans un sens d'attraction corrélativement à un saisissement qui se porte à l'estomac est intéressante à noter et confirme la façon dont j'ai interprété les mouvements vitaux ; c'est pourquoi je la rapporte entièrement ici. Dans cette même journée du 21 juillet 1892, où je fis cette intéressante expérience, M. Dez, à travers la glace également, me fournit la formule : rép. 5 | 0.

M. Edgard de L... : att. 10 | rép. 10.

Même formule : att. = rép. observée sur lui l'année précédente, mais sans l'intermédiaire de la glace.

Mme May : rép. 50 | att. 90.
Hipp : rép. 5 | 0.
Dr B... : rép. 50 | att. 25.

Ces quelques observations à travers un bloc de glace dans la même soirée, donnant des formules tout à fait différentes, prouvent bien le particularisme de chaque formule au point de vue de la personne. Quant au phénomène, il démontre nettement que la chaleur de la main n'y est pour rien, car le bloc de glace était légèrement fondu et rugueux du côté de la main, dont la température radiante avait été annihilée par la fusion légère de cette surface ; la surface regardant l'appareil était lisse, et l'eau contenue dans le bassin provenait évidemment surtout de la surface rugueuse en regard avec la main.

Ce n'est pas la chaleur, puisque nous savons que la chaleur attire, et qu'à travers ces 0m,10 d'épaisseur de glace la force vitale se présente en attraction et en répulsion, traversant la paroi de verre, 0m,10 d'air et 0m,10 de glace, pour déterminer un mouvement d'appel ou de répulsion sur l'aiguille. Ce n'est pas, non plus, le froid de la glace, puisque la glace repousse et que je n'ai commencé les expériences qu'après la fixation de l'aiguille. C'est donc bien la force vitale de chaque personne qui agit personnellement à travers cet obstacle supposé, qui, en réalité, n'en est pas un.

En résumé, la force vitale n'est pas de la chaleur. Elle agit à travers la glace, elle agit de même à travers les corps, comme l'expérience suivante le prouve.

EXPÉRIENCE A TRAVERS DES CORPS

Le 23 juin 1892, à onze heures du matin, expérience à travers des gants de soie et un carton situé à 0^m,10 du verre ; temps orageux.

Les doigts, à 0^m,02 du carton.

Mme X.... : rép. 80 | rép. 35.

EXPÉRIENCE DANS LE VIDE RELATIF

Les deux premières objections qui m'avaient été faites au point de vue de la chaleur, qui, disait-on, déterminait à l'intérieur du verre des courants caloriques circulaires, causés par la différence de densité de l'air due à la chaleur de la main et, partant, de l'attraction lorsque les espaces intermédiaires à la main et l'aiguille étaient moins denses, de la répulsion lorsque ces mêmes espaces étaient plus denses, ces objections, dis-je, tombent en présence des expériences faites avec la glace, comme elles tombent également en présence des expériences faites à travers des corps opaques et anélectriques, comme des gants de peau, de soie, des cartons.

« Mais cela ne marchera pas dans le vide, me disait-on ;... la confirmation de vos idées tient à son action reproduite dans un espace raréfié. » J'avoue que je ne voyais pas en quoi ?

Grâce à la bienveillance du professeur Richet et au concours du Dr Héricourt, j'ai pu, au laboratoire de physiologie de l'École de médecine, faire quelques expériences qui ont porté mon ami Richet à étudier cette nouvelle et intéressante question. Le 4 août 1892, à quatre heures du soir, l'appareil est mis sous une cloche pour obtenir le vide (un vide relatif), grâce à la pompe à eau. J'ai pu constater l'adhérence intime entre les parois de la cloche et le plateau de verre qui le supporte. L'appareil est situé à $0^m,10$ environ d'un côté de la paroi et à $0^m,15$ environ de l'autre, comme l'indique la figure; avec une certaine émotion, au bout d'un quart d'heure de vide pratiqué par la pompe à eau, je prie le Dr Héricourt de laisser sa main gauche cinq minutes dans un plan perpendiculaire à l'aiguille, devenue fixe lorsque les couches d'air ont été absorbées dans une certaine limite.

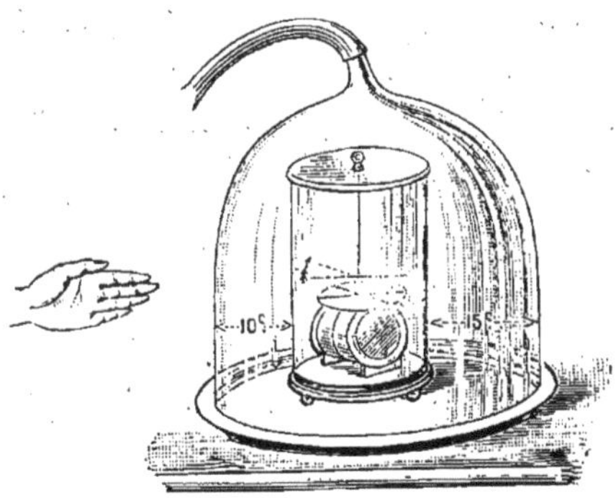

Expérience dans le vide relatif.

L'aiguille étant absolument fixe, au bout de la deuxième minute, la main gauche rompt l'équilibre statique de l'aiguille, et, rapidement, elle arrive à 45 degrés d'attraction où elle reste fixée sans oscillation avant la cinquième minute, terme de la durée de l'expérience. Quelques instants après, la main droite du Dr Héricourt est présentée du côté opposé par rapport à l'opération précédente : progressivement, en cinq minutes, la répulsion atteint le chiffre de 5 degrés, et j'ai la satisfaction de constater pour la première fois la formule : rép. 5 | att. 45 obtenue dans un vide relatif.

Très enchanté du résultat de l'opération, je veux vérifier ma formule, et j'ai le plaisir de constater que l'aiguille se meut également pour moi, lentement ; en quinze minutes j'ai : att. 15 | att. 25.

En résumé, je crois que toutes les objections doivent tomber devant ces expériences probantes, et, si la doctrine peut s'effondrer sous le coup de la critique, les faits en sont à l'abri. *Notre force vitale* est bien une force personnelle exprimant notre état, et enregistrable par les mouvements d'attraction et de répulsion qui se produisent à travers la glace, indépendamment de la chaleur, et dans le vide.

La dernière objection qui m'ait été faite est que commencer d'un même côté, d'une même main pouvait avoir une influence sur le sens du mouvement de l'aiguille.

J'ai varié les pôles employés, et tantôt commencé par la main gauche, tantôt par la main droite.

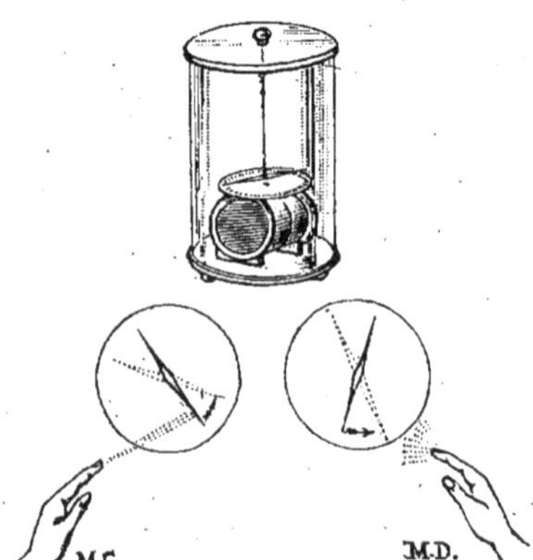

Enfin, pour bien convaincre mes contradicteurs, j'ai fait des expériences avec deux appareils à la fois, les deux mains posées en même temps devant les appareils, séparés l'un de l'autre d'environ $0^m,50$.

Mme R... deux mains ensemble gantées chevreau......	att. 60	0
Mlle Ja. deux mains ensemble gantées chevreau......	rép. 20	att. 5
Mlle X... deux mains ensemble gantées chevreau.		
Personne très vibrante oscillations remarquables.		
Première minute.......	rép. 50	rép. 35 (de 55° à 90°)
Deuxième minute......	att. 45	att. 30 (retour de 90° à 60°)

Avec trois biomètres, un pour chaque main et un en face de l'épigastre.

M. G..., après quinze minutes de douche statique chaude stomacale.

1er Biomètre	2e Biomètre	3e Biomètre
Main droite	Epigastre	Main gauche
rép. 30	rép. 30	rép. 30
L'aiguille ne se fixe pas après.	L'aiguille de médiane s'est portée en expansion à gauche.	L'aiguille reste fixe après.

La prise de la formule par la main droite et la main gauche simultanément indique bien que le mouvement d'attraction et de répulsion se produit en même temps à droite et à gauche, et que les formules se montrent avec tous leurs caractères de particularités individuelles, et qu'elles donnent bien le mouvement vital saisi dans son mode et son sens, et ne sont pas déterminéees par des courants thermiques de convexion.

V. — *Les modes de l'énergie, la chaleur et surtout l'électricité ne modifient ni ne transforment la force vitale, mais aident à son mouvement d'évolution.* — Après avoir étudié les modes de l'énergie connus, et les avoir envisagés comme consommateurs du mouvement libre, je crois qu'il est utile de rapporter les expériences que j'ai faites au point de vue de l'association de notre force vitale avec ces différents modes de l'énergie.

On verra par ces expériences que la force vitale accuse son existence propre en même temps qu'elle se différencie de ces modes de l'énergie employés.

EXPÉRIENCES

Avec l'eau chaude et la main simultanément.

L'eau chaude est environ à 45 degrés, le doigt pouvant difficilement s'y maintenir.

La main droite seule, avant l'usage de l'eau chaude, en deux minutes donne att. 10.

Avec un tampon de ouate imbibée d'eau chaude, à peine supportée par les doigts en deux minutes.

La main droite donne, en décomposant l'expérience :

Première minute : Doigt échaudé sensation de brûlure..	0	Deuxième minute : Doigt refroidissant sensation de chaleur supportable.	rép. 5.

La main gauche : att. 5, avant l'expérience.

La main gauche, tenant le tampon d'eau chaude.

Première minute, doigt échaudé.............	att. 20
Deuxième minute, doigt refroidissant........	rép. 25

On voit par cette expérience que, dans les deux premières minutes, la main droite et la main gauche ont donné 0 et att. 20 à la période de sensation de chaleur, tandis que la sensation de refroidissement et la possibilité de tenir le tampon se refroidissant se sont accompagnées d'une double répulsion pour la main (réaction vitale); la formule avant l'expérience étant : att. 10 | att. 5. La formule de l'expérience se décompose ainsi :

Formule de la première minute	Formule de la deuxième minute
0 | att. 20	rép. 5 | rép. 25
brûlure, douleurs,	refroidissement, réaction agréable
(impressivité, dépression.)	(expansion, reconfort.)

EXPÉRIENCE FAITE AVEC LA MAIN TENANT LA GLACE

La main droite, donnant 0, avant l'opération, tenant 250 grammes de glace présente :

Première minute att. 10	Deuxième minute rép. 15
froid paralysant	retour d'expansion, réaction.

Main gauche, donnant avant l'expérience...		att. 2
Avec la glace :	Première minute, froid......	rép. 2
—	Deuxième minute, réaction...	att. 15

La différence entre l'action répulsive du froid seul et l'action du froid avec la main est bien nette :

La formule est donc :

Première minute, froid.............	att. 10	rép. 2
Deuxième minute, réaction.........	rép. 15	att. 15

Dans les deux minutes, il y a une oscillation en sens inverse pour les deux mains au moment de la période de réaction.

Le refroidissement s'accompagne d'attraction pour la main droite, de répulsion pour la main gauche dans la première minute, tandis que, dans la seconde, la réaction s'accompagne de répulsion pour la main droite et d'attraction pour la main gauche comme si l'action simplement thermique de la glace n'existait plus sur l'appareil et qu'il n'enregistrât simplement que les phénomènes de contraction de la force vitale à droite, et d'expansion à gauche, tandis que la réaction produit un mouvement en sens inverse.

Nous assistons donc, dans cette petite expérience, au double mouvement évolutif et involutif en nous : Att. | rép. et rép. | att. résumé des deux grands mouvements vitaux indiquant le bien-fondé des actions et réactions des pratiques hydrothérapiques.

Ainsi est bien justifié l'axiome que j'émettais : *La chaleur vient en aide au mouvement vital dans son évolution.*

Les conditions physiques, atmosphériques, matérielles et morales font varier la formule comme l'électricité, mais dans une donnée qui indique la facilité que possède le corps vital à s'adapter aux conditions périphériques, ou à être modifié par elles, tandis que les modes de l'énergie restent identiques à eux-mêmes, qu'il pleuve ou qu'il vente, qu'il fasse chaud ou froid.

VI. — La force vitale se distingue encore par sa persistance dans sa manière d'être, par ses allures dans l'adaptation au corps humain suivant ses besoins. J'ai pris très souvent ma tension vitale, et j'ai pu constater qu'aux jours d'expansion succédaient des phases d'attraction, et que la formule rép. | att de réfection organique était suivie de la formule att. | rép., dans les heures de travail intellectuel assidu. J'ai vu qu'il existait des alternatives de formules chez certaines personnes, tandis que chez d'autres elles variaient très peu ; ce caractère éloigne encore la comparaison avec la chaleur, l'électricité, etc., et constitue la constance du caractère.

VII. — La force vitale dans les différentes conditions, chez les impressifs, subit des modifications :

Causes cosmiques :

Après :	Grand froid, grand vent..............	att. | att.
Pendant :	Orage..............................	rép. | rép.
	Chaleur siroco (juin-juillet)...........	rép. | att.

Causes matérielles :

Fatigue, digestion	att.	att.
Grossesse	att.	att.

Causes morales :

Volonté	att.	rép.+
Joie	rép.	rép.
Amour	rép.	rép.
Colère	rép.	rép.
Timidité, tristesse	att.	att.

VIII. — *Force vitale et volonté. — Extérioration de la volonté.* — La volonté a-t-elle une influence sur la direction de l'aiguille? Je puis dire que jusqu'ici cette question n'a été envisagée par aucun des malades, qui n'ont cherché ni à repousser ni à attirer. Les uns se prêtent indifféremment à l'expérience ; les autres, plus craintifs, expriment une petite émotion, que je réprime de suite, en affirmant et en montrant par moi-même qu'elle n'est nullement justifiée. A tous je recommande surtout de rester passifs, ce qui est nécessaire pour la bonne conduite de l'opération.

Les trois cents cas que j'ai rapportés sont donc pris tels quels et représentent, pour ainsi dire, les photographies du mouvement vital, indépendamment de toute intervention cérébrale volontaire d'un seul d'entre eux.

Ces dispositions dans l'expérience biométrique étaient d'autant plus importantes à prendre que je ne cherchais pas à produire ou à étudier les phénomènes d'extérioration de notre dynamisme, comme Reichembach l'avait fait sous le nom d'Od, ou comme le colonel de Rochas l'a répété sous le nom de sensibilité extériorée. Je ne voulais pas, comme Crookes, étudier la force psychique causée par un effort d'émission considérable, mais bien m'approprier l'étude toute *naturelle*, le jeu, pour ainsi dire, de notre force vitale, la dégager de toute com-

6

plexité avec un mouvement volontaire ou impressif exagéré, enfin la mettre en relief dans tout son *naturel*. Je voulais faire ce que ni Crookes, ni Reichembach, ni de Rochas n'avaient fait, c'est-à-dire la considérer sous son double aspect de pénétration de force de *vie universelle* en nous, et d'extérioration de notre force de *vie humaine*, suivant la donnée personnelle à chacun, dans sa production inconsciente, pour obtenir, grâce à un appareil enregistreur, la formule biométrique propre à chaque personne.

Ceci dit affirmativement, je puis ajouter que l'intervention de la volonté peut déterminer un phénomène de répulsion sur l'aiguille. Je l'ai vu se produire d'une façon très manifeste chez le Dr Koupidonoff de Kasan, adonné, il est vrai, aux pratiques magnétiques, et chez un de nos peintres distingués, M. L. de N. Je rapporte de plus des expériences personnelles que j'ai faites à cet égard.

Dr B... Tension interne très vive, att. 60 | 0, avant l'intervention volontaire.

1° *Main droite.* — Effort volontaire de répulsion — rép. 15. Epuisement consécutif, fatigue — att. 35. L'effort volontaire d'émission a extérioré de moi une Force à moi.

2° *Main gauche.* — Att. 30 ; volonté de repousser. Rép. 55.

Sous l'influence psychique de la volonté, c'est-à-dire d'un état personnel créé par moi en moi, en dehors de celui qui préexistait, la main droite, qui attirait de 60 degrés, repousse de 15 degrés ; mais l'effort étant trop considérable, je sens la fatigue venir, et à la seconde minute l'aiguille revient vers moi de 35 degrés, en rappel de force de vie cosmique.

La main gauche présentée à l'appareil attire de 30 degrés. Je fais alors un effort d'émission, et l'aiguille attirée de 30 degrés est repoussée de 55 *par une volonté extériorée*. Cet effort, dirigeant dans un sens la force vitale, est le même que celui produit par Hume, qui déplaçait les objets, le curseur d'un enregistreur, faisait résonner un tambourin par décharges, reproduites par les tracés.

Je considère donc la force echtenique de Thury, la force psychique de Crookes, comme du fluide vital brusquement projeté par la volonté, en *éclair obscur*, suivant l'expression du Dr Chevillard : elle constitue une rareté physiologique, à laquelle on pouvait s'arrêter lorsqu'il n'existait pas d'appareil capable d'enregistrer les simples phénomènes d'aspiration et d'expansion de la force vitale communs à tous les hommes.

Ainsi Crookes l'avait prévu sans pouvoir le démontrer, et Louis Lucas, dans sa *Médecine nouvelle*, l'avait pressenti, tout en regrettant d'avoir abandonné l'étude du mouvement chez l'homme, dans ses phénomènes primordiaux.

Seconde expérience, 19 juin 1892. — Levé tendu à la suite d'une conversation de la veille, att. 5 | 0.

Je veux repousser le pôle nord de l'aiguille, de la main droite ; j'extériorise ma pensée dans ce sens, en deux minutes.

Je constate rép. 5 à droite ; le mouvement vital est changé, car je n'observe plus 0 à gauche, mais att. 12.

La formule att. 5 | 0 est devenue rép. 5 | att. 12.

Désireux de voir combien de temps ma main gauche pourra repousser, je la présente pendant un quart d'heure et fais un effort proportionnel qui se traduit par : main gauche, rép. 32, au bout de dix minutes, de 18 degrés à 50 degrés, où l'aiguille se fixe.

Je pense alors prendre des notes de la main droite, tout en conservant la main gauche dans la même posture pour parfaire le quart d'heure.

Mais, à mesure que j'écris de la main droite, la main gauche change, et de répulsive devient attractive ; l'aiguille de 50 degrés vient vers elle à 35, en attraction de 15 degrés.

Cette expérience est très instructive : tant que mon idée est fixée en répulsion, c'est-à-dire que le mouvement de l'esprit dirige et extériore la force psychique dans un sens expansif, l'aiguille est repoussée par ma force vitale émise ; lorsque mon attention se concentre, portée vers les notes que j'écris avec la main droite, le nouveau travail du cerveau attire et consomme de la force vitale cosmique, par la main gauche.

L'attraction, constatée deux cent vingt-sept fois à droite, sur trois cents cas, se fait si souvent à droite d'une façon inconsciente que la question de savoir si l'on peut attirer volontairement l'aiguille est d'une solution plus délicate.

Je crois que l'attraction peut être volontairement produite par certaines pratiques tendant à s'imprégner de force vitale ; mais le plus souvent elle résulte spontanément d'un excès de fatigue et succède à une phase d'expansion marquée.

C'est ainsi que j'ai vu la formule : rép. 60 | rép. 30 très expansive, être suivie, pour cause d'une phase d'attraction, de la formule : att. 15 | att. 5.

En résumé nous voyons que la force vitale est bien différente des modes connus de l'énergie par son double mouvement d'attraction de la force cosmique dès que notre force vitale a baissé, et de répulsion ou d'expansion de notre fluide vital dès que l'esprit se manifeste.

Cette entrée et cette sortie permettent d'établir le rapport de ce qui reste en nous et l'état dans lequel se trouve le corps fluidique, qu'Hippocrate avait décrit sous le nom d'Enormon, et que j'ai appelé corps vital, du jour où un appareil m'avait permis de l'interpréter dans son mode d'être, par ses mouvements enregistrables, et par son intelligente adaptation reconstituant morphologiquement les substances alimentaires qui pénètrent en nous.

Sous le nom de fluide magnétique, Mesmer et son école avaient décrit les propriétés inhérentes à l'éther, mais n'avaient pas différencié *le corps vital* de la force de vie qui le pénètre et de *notre force psychique* qu'il émet et radie. Cette dernière seule, dans cette trilogie, avait été vue par les sensitifs de Reichembach et mesurée par les expériences de Crookes.

IX. — J'ai voulu à cet égard, après avoir lu la traduction de Reichembach par le colonel de Rochas, tâcher d'interpréter, suivant la méthode du Dr Luys, la nature de ce fluide, c'est-à-dire user d'un œil mis en rapport magnétique pour me rendre compte de ce qu'il apercevait.

En août 1892, ma formule étant rép. 10 | att. 10, la personne à l'état de rapport constate pour la main droite expansive (rép. 10) une projection de lueur bleuâtre sous forme de petites étincelles arrivant jusqu'à l'aiguille, tandis que la main gauche qui attire (att. 10) est entourée et comme coiffée d'un nuage gris bleu en forme d'étoupe, sans projections ni étincelles (voir la figure).

Les personnes énervées peuvent, la nuit, voir sur le bout de leurs doigts courir quelques lueurs analogues à des phosphorescences dont la couleur varie entre un bleu, un rose ou un blanc légèrement jaunâtre.

Un hasard m'a permis de voir très distinctement ce phénomène sur tout le côté gauche de mon fils âgé de douze ans, le 22 août 1891, à Luc-sur-Mer, alors qu'en pleine nuit, dans un rêve agité, il croyait avoir pêché un homard et le brandissait debout sur son lit en disant : « Je le tiens ! » la nuit étant complètement

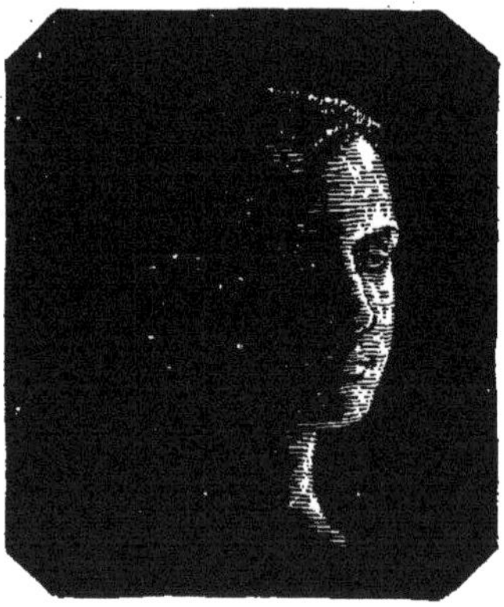

obscure et pluvieuse, sans lumière dans la pièce. J'observais un instant : rien à droite ; et tout le long du côté gauche, de la face, du nez, du menton, des bras, courait une phosphorescence d'un blanc un peu jaune, plus marquée sur toutes les parties saillantes, qui s'éteignit au bout d'une minute lorsque je réveillai l'enfant de son cauchemar. La déperdition avait été si forte que, pendant trois jours, il resta complètement hébété.

Je regrette de n'avoir pu prendre sa tension ; mais

l'absence de tout phénomène à droite et la présence à gauche de ce fluide en plein mouvement d'expansion viennent à l'appui de l'interprétation de la formule 0 | rép. comme formule d'agitation psychique.

FORCE VITALE ET VOLONTÉ SUGGÉRÉE

Mlle X... présente, avant toute hypnose, att. 5 | 0 ; mise en léthargie, att. 15 | att. 2 ; mise en état de somnambulisme avec suggestion de repousser l'aiguille :

Progressivement l'aiguille est repoussée de 10 degrés, de 15 degrés et de 20 degrés.

L'extérioration du corps vital dans un sens répulsif sous l'influence de la volonté communiquée est ici bien manifeste.

CONCLUSION

La force vitale est de l'intelligence et du mouvement libre. Son mouvement est double, attractif et expansif correspondant à deux sens de la vitalité alternativement orientée vers l'esprit ou la matière :

att. | rép.
rép. | att.

En nous, elle constitue le corps vital fluidique, Enormon d'Hippocrate, présidant à la formation et à la conservation du corps humain ; elle est complètement différente des modes de l'énergie, comme un principe l'est d'un fait, mais peut, je crois, les engendrer. Les forces connues sont des appuis, des aides du mouvement vital en nous ; elles ne l'absorbent ni le transforment, mais aident à ses évolutions, à moins d'un cataclysme mortel qui sépare violemment le corps vital du corps matériel, comme, dans certains cas la foudre en offre des exemples.

Lorsque le taux du principe vie en nous (att. | att.) vient à baisser, où que le mouvement vital att. | rép. ou rép. | att.) s'arrête, il suffit, par l'électrothérapie, de redonner de la force et du mouvement électrique, pour que l'intelligence vitale reparte dans le sens voulu suivant la *loi* att. | att., att. | 0, 0 | att., att. | rép., 0 | rép., rép. | 0, et rép. | rép.

Notre force vitale impressionne le biomètre en attraction et en répulsion, mais d'une façon toute personnelle qui, par son allure, indique le tempérament vital de chacun.

Donc, nous sommes vivants, parce que nous sommes dans le principe vie terrestre.

Les anciens prétendaient s'emparer de cette force de vie et savoir la diriger.

Per animam mundi et spiritum vitæ,
Patriarchæ multos protraxerunt annos.

Maxwell, dans le même sens, affirme que le médicament universel est l'esprit vital qui devra être recherché sur les hautes montagnes.

En résumé, en attendant qu'on puisse capter et guider cette force, disons que la force vitale est de l'intelligence créatrice, dirigeant du mouvement libre et concrétant de la matière primordiale atomique, qu'elle module suivant la gamme des créatures.

Nous avons vu, de plus, que l'esprit, sous forme de force vitale psychique, peut s'extériorer, que nous pouvons projeter notre volonté non seulement sur une personne qui dit et croit éprouver ce contact, mais encore sur un appareil dont l'aiguille obéit à l'impulsion voulue.

On peut donc *intériorer* de la force de vie *en soi* comme *extériorer* de *sa* force psychique, c'est-à-dire *savoir* se reposer, se refaire, comme *savoir* s'extériorer, se communiquer... et la formule change.

TROISIÈME PARTIE

CHAPITRE VII

CORPS VITAL FLUIDIQUE. — ENORMON

(AME PHYSICO-PSYCHIQUE)

> La nature est active intellectuellement et matériellement; incessamment elle est soulevée par un feu *ignis* qui en règle les formes; cette chaleur, percevable en nous jusqu'à la mort, a une existence *réelle;* c'est là ce qui constitue l'*enormon*, ce qui meut.
>
> (HIPPOCRATE.)

> Pythagore enseignait que l'âme a un corps qui est donné, suivant sa bonne ou mauvaise nature, par le travail interne de ses facultés. C'est en pratiquant la vertu, en embrassant la vérité, en s'abstenant de toute chose impure qu'il faut avoir soin de l'âme et de son corps lumineux.
>
> (HIÉRACLÈS.)

> La chose qui se trouve dans les êtres vivants et qui ne se trouve pas dans les morts, nous l'appelons *âme*, *archée*, *principe vital.*
>
> (BARTHEZ.)

CHAPITRE VII

CORPS VITAL FLUIDIQUE. — ENORMON. — AME VITALE

Pour étudier ce corps vital, si l'on consulte les documents de l'antiquité, nous sommes obligés de rapporter les définitions qui en ont été données par les différents auteurs. Hippocrate a dit : « La nature est active intellectuellement et matériellement, incessamment elle est soulevée par une force immortelle appelée *Ignis*, qui en règle les formes.

Cet Ignis persiste en nous jusqu'à la mort, il a une existence *réelle*, il constitue ce qui meut, l'Enormon. Ignis ou Enormon d'Hippocrate est ce que j'appelle le corps vital. Paracelse donne la définition suivante :

Spiritus vitæ, spiritus est in corporis membris, omnibus positus, ut cumque illa seorsim denominantur; in his omnibus autem et singulis unus inhabitat ac omnium promiscue una virtus est.

On voit un principe, *unus*, qui habite, *inhabitat*, dans chacune de nos parties, faisant tellement corps avec elles qu'il en prend le nom. Ce principe, Esprit de vie, *Un* dans sa nature, donne à toutes nos parties une force également Une, *Virtus una*. Unité du principe, unité dans la nature de la force. Il ajoute : *Quocumque spiritus vitæ penetrari non potest, ibi morbus suscitatur ;* partout où l'esprit de vie ne peut pénétrer, la maladie en résulte. » Cette force de vie condensée en nous pour constituer le corps vital, une dans son essence, intimement soudée à nos organes qu'elle baigne et pénètre tous, ayant pour tous la même vertu, peut être enregistrée par ses mouvements d'*attraction*, de pénétration en nous, comme de *repulsion*, d'extériorisation de nous.

Suivant mes expériences, cette Vertu se décompose en deux éléments : Enormon qui meut, le mouvement *enregistrable*, et l'*intelligence* qui dirige, *interprétable*.

Elle présente, condensée en nous, un principe à part, un dans son essence, mais se spécialisant cependant suivant qu'on l'examine aux centres de notre vitalité : les centres *psychique* de l'homme qui pense, *pneumatique* de l'homme qui respire, *gastrique* de l'homme qui se nourrit, *génital* de l'homme qui se reproduit.

Une dans son essence, la force vitale, groupée en des systèmes organiques différents, présente une spécialisation dans la *puissance* du système génital, gastrique ou cérébral observé, des vitalités secondaires ; en un mot, les fluides qui émanent de ces centres ont une vertu particulière, comme le prouvent les expériences ultérieures faites relativement à la vitalité de certains centres organiques ; elles mettent bien en relief les archées de Van Helmont, déjà entrevues et désignées sous les noms d'*aura seminalis*, esprits animaux, et plus tard vapeurs, inconscient inférieur, âme passionnelle, vie instinctive, Nahash. On sait la valeur des liquides organiques. Je mets en regard celle des fluides animiques.

Avec le cours des âges, la notion si simple et nette

de l'Enormon d'Hippocrate, qui avait été léguée au célèbre et patient observateur de Cos par la lignée des Asclépiades, s'estompe et paraît ne devoir garder que les côtés les plus pratiques comme déductions.

A l'esprit de vie du grand Paracelse succède l'animisme de Galien; puis l'animisme se transforme en les archées de Van Helmont, de Stahl, le strictum, le laxum de Themisson, l'incitant de Brown.

Par sa tension-Enormon, Louis Lucas revient au Père de la médecine. Mais il fallait une expérience physique pour asseoir le vitalisme de Barthez et classer la force vitale, en dehors de nous, comme origine, ce dont il s'est défendu.

Je pense avoir pu scientifiquement, par la méthode expérimentale, rattacher l'animisme antique au spiritualisme moderne en montrant, en dehors de l'énergie, LA FORCE VITALE se traduisant par un mouvement intelligent en soi, se produisant à distance et donnant par la biométrie la formule du principe *vie* pénétrant en nous, comme *celle de l'être psychique* vivant dans et par ce principe.

CORPS VITAL FLUIDIQUE

Dans cet ouvrage, nous avons vu qu'une force nouvelle, force de vie universelle, pénétrait, le plus souvent, par le côté droit sous forme d'attraction, tandis qu'une force, fluide vital humain, s'échappait du côté gauche, que le sens du mouvement vital en nous comportait une signification particulière. La différence entre les degrés d'entrée et les degrés de sortie montre qu'il reste en nous une *somme* de force pénétrante ; comme on retrouve la même disposition dans tout le côté droit du corps et dans tout le côté gauche, ainsi que le prouve l'expérience qui suit ; on voit que le corps humain mesuré par le poids, étudié par le microscope est doublé d'un corps intime fluidique dans son essence et dont la valeur peut être appréciée par la différence ou le rapport entre les forces pénétrant à droite et s'extériorant à gauche ; ce qui revient à dire que l'homme à droite et l'homme à gauche est complètement entouré d'une somme de forces radiantes, tandis qu'il renferme *en lui* un capital, réserve de force vitale, de nature fluidique.

24 juin 1892. Un peu fébrile par temps orageux, formule rép. 15 | att. 50 d'involution matérielle congestive ; réfection organique à la campagne.

droite	tête	gauche
rép. 80		att. 30
flanc droit rep. 15		flanc gauche att. 30
main droite rep. 15	(épigastre rep. 15)	main gauche att. 50
pied *droit* rep. 15		pied *gauche* att. 25
Homme droit.		Homme gauche.
tête repousse . 80	Différence :	80 att... tête gauche.
main rep...... 15		50 att... main gauche.
flanc rep...... 15	185 att. gauche	30 att... flanc gauche.
pied rep...... 15	125 rep. droite	29 att... pied gauche.
H. droit rep. 125	différence 60	185 att... H. gauche.

Le corps vital a 60 *unités-vie*.

Le corps vital serait établi par la somme de forces ayant pénétré en nous et ne s'étant pas extériorée.

Si l'on additionne le nombre des attractions droites et des répulsions gauches, sur les trois cents cas observés, on arrive à la donnée suivante que, sur 4 degrés, il y a 3 degrés d'attraction et un seul d'extérioration ; donc le corps vital serait représenté par 2 d'après la moyenne de cette statistique.

Ainsi, tandis que le corps humain absorbe quatre fois par jour des aliments chimiques, solides, liquides, d'une façon continue, des aliments gazeux par la respiration, il pénètre constamment en lui une force de vie primordiale, *atomique*, *attractive*, *intelligentiée*, pour l'adaptation incessamment répétée du mode de vie personnel, qui constitue le tempérament vital. C'est le corps vital, double fluidique, entre le corps matériel qu'il anime et l'être réel, l'Esprit. C'est l'âme végétative inconsciente (inconscient inférieur d'Hartmann) et l'âme psychique consciente.

Ces faits sont mathématiques, ils prouvent que, dans cette cavité close par la surface continue de la peau et des muqueuses, il existe une masse de matière chiffrée par le kilogramme et une somme d'unités-Vie répandues dans le corps. Pour mieux m'expliquer, je prends un exemple : Une personne pèse 150 livres, donne att. 10 | rép. 5 ; j'ai sa formule biométrique m'indiquant que toute sa surface droite est pénétrée en tout point par 15 degrés unités attractives de force de vie universelle, et que son côté gauche sur chacun des points de sa surface ne radie que 5 degrés unités répulsives ; je dirai : Il reste dans le corps de cette personne autant de fois cinq unités de force de vie qu'il y a sur sa peau de surface égale à la surface de l'extrémité de l'aiguille déviée, environ 10,000 millimètres carrés, ce qui ferait cinquante mille unités de force de vie restant dans ce corps, pendant le temps de l'observation, c'est-à-dire deux minutes.

En résumé, je dirai : Cette personne a un corps matériel de. . . . . 150 livres

Un corps vital de. . . . . 50000° Unités-Vie

Une formule biométrique évolutive . . . . att. 10 | rép. 5

ÉTATS

Le corps vital présente des états qu'il faut savoir lire dans la formule biométrique : 0 | 0 : att. | att. : rép. | rép. Dans la première, il n'y a pas de mouvement, ni entrée ni sortie ; il y a équilibre entre la force de vie et l'Enormon. Dans la seconde, att. | att. il y a, au contraire, hypotension du corps vital, déficit dans la vie matérielle, dans la vie relative, ni sang ni nerfs ; supposons att. 50 | att. 25, nous aurons ensemble une attraction de 75 unités de vie × 10,000 millimètres carrés. La surface de la peau étant évaluée à un mètre carré, 75,000 unités de force de vie pénètrent en nous pour rétablir l'épuisement du corps vital ; cet épuisement a généralement succédé à une formule excessive d'expansion rép. | rép. Chez les neurasthéniés, le corps vital est à refaire, l'âme est faible ; tant que dure la formule att. | att., la vie pénètre, sans que son capital réserve se produise. Avec la formule att. 3 | rép. 1, le capital vie animique est reconstitué et représenté par deux unités-vie × 10,000 mm° = 20,000 U.-V.

Prenons un exemple opposé : rép.50 | rép.20, agitation, extérioration fébrile ; le corps vital en hypertension rend à la vie cosmique 75,000 unités-vie humaine ; il se dépense, se vide de sa réserve et a besoin ultérieurement de se refaire. Il présente alors des phases intermédiaires de réfection, de nouvel appel, comme att. 5 | 0 l'indique, alors que la force de vie pénètre en nous, se contracte, se tend sur un des centres du corps vital, au point d'y causer une névrose, si l'équilibre d'extérioration ne se produit pas. L'influence qui aide la force vitale à se mouvoir dans un sens s'exerce sur notre organisme tout entier, en créant dans notre personne une personnalité nouvelle, ce qui fait dire aux malades : « Je vais bien physiquement, et moralement je suis tout changé. »

Dans l'homme, en effet, on trouve réunis en une synthèse *intelligence*, *force* et *matière*, aussi bien dans la totalité de l'être envisagé comme un tout que dans chacun de ses organes ou de ses cellules, en tenant compte toutefois des graduations établies dans les organes plus ou moins élevés par leur intelligentiation hiérarchique.

Prenons le rein, par exemple ; il appartient à un centre du corps vital, il lui faut évidemment une intelligence organique très grande pour opérer une sélection entre les parties qui doivent être rejetées par l'urination, ou celles qui doivent rester dans le sang au niveau de glomérules et de tubuli contournés ; tant que l'intelligence sélectrice persiste, la fonction rénale a lieu ; mais du moment où la vitalité se porte d'une façon constante sous l'influence d'irritants internes, du côté du corps matériel de l'appareil, sa structure chimique s'altère en même temps que l'intelligence fonctionnelle se dissipe, et le mouvement vital de l'organe finit par n'avoir plus de retour possible à la fonction.

Ici se pose une question capitale, en présence des constatations bien nettement établies par les formules biométriques spéciales de la polarisation de ce corps vital vers le psychisme ou le côté matériel.

Qui peut déterminer ce mouvement de notre vitalité ? Il se produit, d'après mes observations, d'une façon alternative que l'on traduit très bien par cette phrase : « Je suis dispos physiquement, je suis dispos intellectuellement. » Dans les deux cas, on se sent plein de forces, mais ces forces sont plus susceptibles d'être employées soit au point de vue d'une fatigue physique ou au point de vue d'une fatigue psychique. C'est, je crois, un des caractères de la bonne vitalité de se porter alternativement vers les deux pôles de notre existence.

C'est le côté intelligent de ce mouvement qui assure nutrition et réparation matérielle, puis fonctionnement intellectuel tour à tour, c'est là le génie, l'Esprit de la Vie, *Spiritus Vitæ*.

Ce jeu alternatif du principe vie en nous, et de nous en lui, amène une moyenne d'existence : att. = rép. | rép. = att.

<table>
<tr><td>La force vitale</td><td>se condense</td><td>att. | 0 — 0 | att.</td></tr>
<tr><td>en nous</td><td>se groupe</td><td>att. | rep. — rep. | att.</td></tr>
<tr><td>—</td><td>se tonalise</td><td>att. = rep. — rep. = att.</td></tr>
<tr><td>—</td><td>est détonalisée</td><td>rep. | 0 — 0 | rep.</td></tr>
<tr><td>—</td><td>est décondensée</td><td>att. | att.</td></tr>
<tr><td>—</td><td>est latente</td><td>0 | 0</td></tr>
<tr><td></td><td>(L. Lucas.)</td><td>(Baraduc.)</td></tr>
</table>

CHAPITRE VIII

ENORMON, CORPS FLUIDIQUE
PUISSANCES ET CENTRES HIÉRARCHIQUES ANIMIQUES

> Le corps humain est une colonie de cellules, une hiérarchie de consciences.
>
> M. DE BIRAN.

> Spiritus vitæ prout ve extenditur ac diffunditur, ita secundum varios sedes varius existit.
>
> PARACELSE.

CHAPITRE VIII

ENORMON, CORPS FLUIDIQUE
PUISSANCES ET CENTRES HIÉRARCHIQUES ANIMIQUES

L'existence du corps fluidique vital démontrée par le rapport et la différence entre les degrés unités du principe vie nous pénétrant, et ceux de notre force psychique extériorée dans la proportion moyenne de trois à un, constituent donc en nous une somme d'énergie *Vie* en réserve, pour la *vitalité végétative* (âme inconsciente, organe grand sympathique) comme pour l'*être psychique* (âme consciente, organe cérébro-spinal).

Ce corps vital présente quatre centres principaux de condensation : 1° centre de la vitalité psychique, en haut, à l'épicrâne; 2° à l'épicœur, centre du πνευμα ; 3° centre de la vitalité physique ou matérielle à l'épigastre; 4° centre de la vitalité génitale en bas; plus une série de nœuds intermédiaires, où, en plexus communs, se trouvent réunis *les deux systèmes, nerveux et ganglionnaire, les deux fluides nerveux et sympathique, le principe vie et notre être psychique*.

La force de vie pénètre donc le corps matériel sous l'enveloppe cutanée, s'y accumule, s'y *condense*, se *groupe et se spécifie* dans les grands centres décrits ; elle s'y *tonalise* ensuite pour que condensation et groupement systématiques soient en un rapport harmonieux et réciproque, dont la résultante donne un accord parfait dans le sens évolutif att. = rép. ou involutif rép. = att. à la vitalité tout entière.

Si l'on pouvait, par un procédé quelconque, dissoudre toute la partie matérielle du corps humain, tout en conservant sous la peau la force vitale qu'elle contient, on obtiendrait un spectre fluidique, *corps matériel atomique*, image du corps matériel dissous, notre propre fantôme qu'Homère avait chanté sous le nom d'ειδολον.

Le *groupement* de la force vitale constitue des centres de puissance systématique différente et de nœuds secondaires. Paracelse avait déjà dit. « *Unus spiritus vitæ, una virtus;* » mais il ajoute : « *Secundum varias sedes, varius existit.* — L'esprit de vie est un, sa force vitale est une, mais suivant les centres il varie de puissance. »

Ce groupement de la force vitale en centres vitaux différents entraîne une différence dans la nature ou la puissance : du centre cérébral qui illumine (*lumen*), cardio-pulmonaire qui respire et meut (πνευμα), stomacal qui cuit et digère (*ignis*), génital qui érige (*ardor*).

Les nœuds sont les suivants : *hypocranien*, *laryngo-pharyngien*, *intestino-rénal :* quatre centres, trois nœuds. La force vitale qui les pénètre est identique, le résultat *puissance* dans l'organe est différent ; nous le verrons dans les expériences qui suivent (page 109).

Ces sept puissances ou nœuds sont dominés par la *tension vitale* générale centrale (1) intelligemment équilibrée d'elle-même, pour donner à chacun ce qu'il lui faut

(1) Toute force dans une cavité close y subit un degré de tension propre.

et produire l'accord tonique dans ce concert de fonctions organiques.

Des *harmonies secondaires*, comme dans un orchestre, existent entre ces différents potentiels, connus sous le nom de sympathie d'organes, ou de systèmes d'organes entre eux.

Ces sympathies se présentent dans des situations symétriques par rapport à trois plans, horizontal, vertical et latéral, passant par le creux épigastrique comme le démontre l'anatomie homologique des Drs Vic d'Azir, Foltz de Lyon, Adrien Peladan, les écrits de Kant, de Cyon, d'Oken et Burt.....

Le corps vital est-il immuable, fixe, ou subit-il des modifications?

Il suffit de lire les formules biométriques consécutives à une fatigue ou un travail excessif, pour voir baisser la tension vitale centrale, et le corps vital faire un appel extra-cutané périphérique de force de vie universelle, avec laquelle il est en harmonieux échange. Il serait intéressant de préciser les rapports entre les variations de poids, de formules et les dépenses faites : on observerait alors une parallèle corrélation du besoin de refaire le corps fluidique et le corps matériel qui le double.

Il semble, en effet, qu'il soit aussi nécessaire pour l'un, comme pour l'autre, de puiser à des sources différentes les ressources destinées à un fond de réserves animique et chimique, qui souvent se soudent ensemble comme dans la formule 0 | 0.

La considération de réserves matérielles graisseuses, séreuses, albumineuses, dans les tissus péri-cellulaires ou péri-organiques, permettant à l'existence de se continuer sans alimentation durant plusieurs jours, offre une grande analogie avec celle d'un capital, réserve-Vie en tension normale qui n'est pas encore entré en transformation animique secondaire, cérébrale, gastrique, génitale ; la même analogie existe entre fluides et liquides d'un même centre, comme valeur ou puissance respective.

Je crois à de la force vitale condensée dans et autour de l'organe, comme aux réserves graisseuses et peptoniques péricellulaires ; les unes sont les sucs de l'organisme qui, chimiquement, comme les autres animiquement, refont la cellule-organe dans sa substance chimique et dans la somme de son énergie fonctionnelle.

Notre force vitale, notre âme par son côté d'intelligente adaptation, est directrice de son propre mouvement, de sa hiérarchisation animique, de sa transformation dynamo-fonctionnelle; comme par sa nature, matière primordiale atomique, elle détermine ses propres effets matériels dans le centre des cellules, et concrète autour de ce noyau central les éléments identiques qu'elle choisit et attire du sang, pour conserver la forme et la structure propres à chacune d'elles. La vie d'une simple cellule serait analogue à celle du corps humain considéré comme une grande cellule complexe attirant pour sa nutrition, épandant pour sa fonction, la force de vie universelle, comme les substances chimiques alimentaires évoluées en dehors d'elle.

Pour la formation de la substance cérébrale, le *corps vital psychique* en rapport avec l'esprit concrète les substances graisseuses et albumineuses phosphorées qu'elle puise dans le sang, par *attraction similaire*, c'est-à-dire de molécules identiques, tandis que son *intelligence* transforme son propre mouvement primordial en mouvement secondaire lumineux pour l'idéation ; l'audition et la gustation colorée sont des exemples de transformations de sensations en idées, anormalement perçues.

Il existe dans la physique des exemples de cristallisation autour d'un noyau central; on sait en effet qu'il suffit de jeter dans une solution sursaturée de sulfate de soude un cristal de même nature pour faire prendre toute la solution en bloc, et qu'un cristal ébréché trempé dans une solution mère répare de lui-même les parties perdues suivant la morphologie du cristal; donc, là encore, de l'intelligence mène du mouvement qui entraîne et concrète de la matière.

Chez l'homme, la matière est ainsi organisée, pour la production d'organes-cellules spéciaux, dont le groupement constitue des systèmes cérébral, gastrique, génital. Dans les organes-cellules ganglionnaires ou nerveuses, hiérarchies supérieures, les éléments atomiques vitaux viennent se collecter, se grouper sous l'influence de l'âme instinctive; consciente de son propre mouvement, elle reste inconsciente de celui de l'être entier; chez lui, seule la tonalisation de toutes ces hiérarchies secondaires reste sous l'influence suprême et consciente de l'esprit, Un.

Créés par l'intelligence vitale, les instruments organiques matériels peuvent s'assimiler les modes de l'énergie tels que la chaleur, électricité, aimantation, qui sont des modes déjà digérés du mouvement libre; la lumière est l'excitant physiologique de l'œil matériel, du cerveau et partant de l'esprit; l'on sait que tout ce qui est brillant est plaisir des yeux comme gaîté, et confort pour l'esprit.

Les expériences des miroirs rotatifs du Dr Féré établissent que la projection d'un rayon lumineux dans l'œil se transforme en mouvement musculaire enregistrable par le dynamomètre. Luys s'en sert comme agent curatif.

Les modifications électroneuriques, enregistrées par un galvanoscope d'après les expériences de Tcharkanoff, montrent la différence qui existe entre l'état psychique de l'*âme* accusé par le biomètre et les oscillations de nos courants *électro-neuriques* démontrés par le galvanoscope.

Le biomètre reflète l'état d'âme, le galvanoscope les courants intra-nerveux dépendant de cet état d'âme qui se traduisent sur la peau par des *courants électriques* de sens opposé à celui des courants nerveux.

La loi de spécialisation des modes de l'énergie aux divers segments du corps est tellement vraie que la médecine dynamique, lorsque la force vitale n'est pas assez puissante pour transformer son animisme et donner lumière au cerveau, électricité aux nerfs, mouvement aux muscles, chaleur au sang et aux intestins, c'est-à-dire lorsqu'il y a hypotension vitale, absence de capital-réserve-vie (att. | att.), la médecine dynamique, dis-je, recourt à ces *agents eux-mêmes ;* elle ordonne aux neurasthéniés la chaleur, le soleil, le grand air ou l'électricité bien comprise dans son adaptation jusqu'à ce que le capital-vie refait ne nécessite plus l'emploi de ces modes secondaires de l'énergie ; le corps fluidique est alors capable de survenir de lui-même aux *formations animiques* secondaires des puissances cérébrales pneumiques, gastriques, génitale, et à leurs *transformations dynamo-organiques.*

Dans le même ordre d'idées, mais au point de vue chimique, l'homœotrophie appliquée par les injections de solution d'organes fournit à l'organe matériel en déficit sa substance chimique toute concrétée et assimilable ; comme le cristal plongé dans la solution, elle aide ainsi aux mouvements chimiques, à la *cristallisation* matérielle qui se fait dans l'organe-cellule autour de son foyer vital.

Comment, en effet, sans cette force de vie centrale pour l'homme, centrale pour la cellule (intelligence, mouvement et matière primordiale, *alma parens*) reconstituant du petit au grand, la cellule ou l'être humain, comment, dis-je, l'existence serait-elle possible pour ces pauvres hères, qui ne suffisent que très difficilement aux absolues nécessités de l'échange matériel, s'il n'existait un autre échange subvenant aux insuffisances du premier.

Nés entre deux hoquets alcooliques, avec un sang charriant les germes de la syphilis, de la tuberculose ou de la scrofule, peu ou pas nourris, n'ayant pas même dans certains ateliers le cube d'air voulu, voués, de suite, aux excès, comme aux vices dégradants, la grande nature de son lange de vie emmaillote tant d'infortunes et leur permet cependant d'exister. Il semble évident alors que cette misérable existence n'est que l'effet d'une cause, d'une loi supérieure ou l'expression d'un but à remplir ici-bas, pour ces déshérités qui vivent malgré tout.

§ II. — *Mensuration des puissances cérébrale, gastrique et génitale*

La formule biométrique donnée, par l'entrée de la force vitale et l'issue de la force psychique, observées à la main droite et à la main gauche, fournit l'ensemble du mouvement ou des états de vie en nous, le tempérament du corps fluidique, comme la pesée donne le nombre de grammes du corps matériel. Mais tel ou tel organe pouvant être plus lourd ou être doué d'une puissance animique plus grande, on peut interroger chaque système et en établir le degré particulier d'attraction ou d'expansion. Il y a là toute une série d'observations du potentiel Vie relativement aux grands centres, aux puissances, dont j'ai parlé, qui viendra plus tard dans une autre étude.

Je ne signale ces manifestations localisées, indépendantes ou corrélatives à la formule biométrique générale, que pour en démontrer l'existence au point de vue de la force qui les anime; il faut différencier la formule biométrique générale donnée par les deux mains, du potentiel animique localisé, cérébral, pneumique, gastrique, génital pris sur la ligne médiane du corps humain, constatant le sens et la progression de l'Enormon vers l'épicrâne comme dans la formule évolutive att. | rép. ou vers l'épigénital, comme dans la formule involutive rép. | att.

Voici plusieurs exemples où, sur la ligne médiane, on peut lire la puissance cérébrale, gastrique, génitale évaluée et, sur les côtés, la formule biométrique dans les conditions ordinaires de la vie à l'état de veille.

FORMULES ET PUISSANCES SIMULTANÉMENT PRISES

Main droite rep. 5	Epicrâne	att. 5 2e minute att. 15 4e	att. 5 main gauche.
	Epigastre	att. 5 att. 15	
	Epipubis	rep. 35 fixe	

Formule involutive.... .... rep. 5 | att. 5
Un léger éréthisme produit localement. rep. 35

	Epicrâne ↑	rep. 30	
Main droite att. 5	Epigastre	rep. 10 / att. 20	rep. 20 main gauche.
	Epipubis ↑	att. 70	

Formule évolutive, frigidité génitale... att. 5 | rep. 20

Passons aux observations faites à l'état de rapport dit magnétique, phase d'extérioration du corps vital connue sous le nom d'extérioration de la sensibilité ; après avoir montré que, dans cette phase d'extérioration fluidique, les phénomènes d'expansion sont constants, nous verrons les résultats obtenus par la transposition des puissances cérébrale, gastrique et génitale d'une personne à l'état de rapport à une autre personne également à l'état de rapport, de manière à bien montrer la transposition en nature de ces puissances de l'une à l'autre, et, par ce fait même, prouver que le corps fluidique vital au cerveau, à l'estomac et au pubis, constitue par ses caractères particuliers des centres spéciaux, animiques, *âmes secondaires*, *archées*.

Expériences faites à la Charité dans le service du Dr Luys sur les phénomènes dits d'Extérioration de la Sensibilité

Le colonel de Rochas, dans son *Etude sur les phases profondes de l'hypnose*, a décrit un quatrième état dit « de Rapport », dans lequel on constate une insensibilité caractéristique de la main à la piqûre ou à la pinçure, tandis que, dans une série d'ondulations, la piqûre ou la pinçure, à plusieurs centimètres de distance, provoquent une douleur très vive chez le sujet malgré l'insensibilité de la main matériellement constatée.

Ces phénomènes sont en rapport avec la volonté de l'opérateur et des zones en forme de sac, le suivent à plusieurs mètres, lorsqu'il s'éloigne de la personne.

Après avoir constaté ces phénomènes en présence des Drs Luys et Encausse, sur le propre sujet du colonel de Rochas, il était intéressant pour moi de voir les résultats donnés sur l'appareil par cette extérioration de la sensibilité.

Le 22 octobre 1892, dans le service du Dr Luys à la Charité, j'ai pris la formule biométrique de L..., avant la mise en phase de rapport, pendant et après.

	M. D.	M. G.
Avant :	att. 30	rép. 15

Pendant : La main droite, qui donnait att. 30, repousse l'aiguille de 5 degrés à la phase d'extérioration de la sensibilité, il y a donc expansion du fluide vital.

La pinçure exercée derrière l'appareil, dans son plan et celui de la main ne détermine aucun phénomène douloureux.

Mais, si l'on vient à pincer l'appareil, on constate que l'instrument a absorbé la sensibilité, le sujet pousse un cri, la main gauche se retire brusquement; L... souffre, et, phénomène curieux, la répulsion de l'aiguille a cessé. On constate avec la douleur produite par la pinçure tentée de l'appareil une attraction de l'aiguille de 15 degrés vers la main de L...

Si on caresse l'appareil, au lieu de le pincer, L... éprouve une satisfaction qui se traduit sur son visage, en même temps que l'aiguille est repoussée de 15 degrés.

On voit donc que le phénomène d'attraction de l'aiguille accompagne la douleur ressentie par le sujet, celui de répulsion marque la satisfaction qu'il éprouve, ces deux phénomènes indiquant la contraction ou l'expansion du corps vital.

L'expérience finie, l'appareil étant désensibilisé, le sujet réveillé, on voit la main droite attirer de nouveau de 50 degrés à cause de la fatigue éprouvée, par cette femme, dont le bras droit pendant deux minutes reste en contracture douloureuse au moment de la pinçure, mais la sensation n'est plus la même, au dire de L..., au moment de la caresse.

Un autre phénomène qui se dégage de cette expérience, faite dans la phase de rapport, permet d'une façon très catégorique de conclure que l'*impressionnabilité* éprouvée par l'appareil, pour toutes les formules observées, est dépendante du degré de puissance *animique* ou *vitale*, imprimée à l'aiguille et exprimée par son allure que j'ai constatée être bien différente chez chaque malade.

Je crois, en somme, que l'extérioration de la sensibilité dans la période de rapport n'est qu'une exaltation de l'expansion du corps vital s'allongeant, pour ainsi dire, en forme de poche, comme l'a dit M. de Rochas; cette extérioration du corps vital va mêler son fluide au fluide de l'opérateur, avec lequel le sujet est en état de rapport, ou actionner un appareil sensible, le Biomètre.

Expériences tendant à établir des centres dans la nature et la physiologie des centres du corps vital, extériorisation animique partielle.

Ultérieurement, j'ai été poussé à tenter une série d'expériences, permettant de juger de la valeur respective de la force vitale, lorsqu'elle est examinée, non plus aux extrémités droite et gauche, mais aux foyers, aux centres du corps vital lui-même, pour voir s'il ne se dégagerait pas quelque chose de spécial, de particulier au centre même du foyer examiné.

Je résolus donc de tenter une expérience sur le centre crânien, centre psychique; une seconde au centre épigastrique, centre de la vie nutritive; et une troisième au centre génital, centre de la vie reproductive; en un mot, d'interroger au point de vue du corps vital la valeur animique de son centre psychique, de son centre nutritif, de son centre reproducteur.

Je soupçonnais une valeur spécifique à chacun de ces centres, et, le sujet étant mis à l'état de rapport, je voulus transporter, du sujet 1° à un sujet 2°, également mis à l'état de rapport, la vitalité psychique du centre frontal 1°, au centre frontal 2°, du centre épigastrique 1°, au centre épigastrique 2°, du centre génital 1°, au centre génital 2°, en dehors de tout phénomène de suggestion provenant de moi-même, les sujets étant séparés dans des pièces différentes.

Le moyen de transport consistait en trois flacons remplis d'eau, avec lesquels j'ai opéré dans les conditions et les circonstances suivantes :

L... mise à l'état de rapport, je place sur son épigastre et entre ses mains un flacon contenant de l'eau simple, deux passes condensantes sur cette eau.

Mon domestique, sujet extériorable, reçoit le flacon, et sur mon ordre avale le liquide. L... tombe comme une masse à la renverse, et je mets quelque temps à la faire revenir en posant ma main gauche sur le creux épigastrique et la rappelant à elle. Elle reprend une partie de ses sens et témoigne une horreur invincible pour le sujet qui a bu *sa vie* en vidant le flacon.

Jean est éloigné, et, sans le sortir de cette phase, j'examine l'état qu'il présente.

Cette eau a une odeur épouvantable de bouc, lui serre la gorge au pharynx; elle détermine surtout chez lui un éréthisme stomacal tel qu'il se précipite sur une côtelette crue avec le besoin instinctif de manger de la viande saignante; graisse, chair, tout y passe, et, s'il ne mange pas les os, c'est qu'ils sont trop durs pour ses dents. Interrogé par le Dr Gama et les assistants, il répond qu'il a faim de viande saignante et qu'il la trouve excellente. Son goût habituel n'est pas tel, et, le lendemain, il refuse une côtelette non cuite.

L'extérioration de l'anima gastrique de L..., condensé dans le liquide bu par J..., a donc produit chez lui un besoin organique, un éréthisme animique, transmis une suractivité fonctionnelle de l'organe, qui l'a poussé à manger de la chair crue avec délices.

Le goût et la constriction de la gorge lui sont restés le lendemain jusque dans l'après-midi, heure à laquelle une suggestion, faite par M. de Rochas, a ôté cette sensation que je lui laissais pour en voir la durée.

Dans la seconde séance, priant M. de Rochas d'intervenir auprès de son sujet, je lui demandai de mettre L... en disposition psychique gaie, pour voir si, au contact du liquide sur le front, Jean accuserait l'état analogue.

Un flacon d'eau est placé sur la tête de L..., on lui parle de personnes sympathiques, de conditions et de situations dans lesquelles elle était très heureuse, elle est rouge, colorée, prête peu d'attention aux paroles, reste distraite; au bout de quelques instants je présente, dans la pièce à côté, le flacon au contact du front de Jean en lui demandant ce qu'il éprouve : « Mal à la tête, lourdeur. » Je lui réponds : Ce n'est pas une sensation que je désire connaître, mais bien une idée ; éprouves-tu quelque chose à cet égard ? Il me répond : « Oui, l'idée de la dame qui est dans le salon. » Je lui demande de me définir la nature de cette idée : « C'est une idée bonne, gaie ; elle pense à un monsieur de trente-cinq à quarante ans, de taille moyenne et brun. — Que fait-il ? — Artiste. — Où est-il ? — Je ne sais pas. »

M. de Rochas parlait à L..., pendant ce temps, d'une jeune fille blonde, mais L... aimait un jeune homme, artiste, qui l'avait abandonnée, et le cerveau de Jean, ignorant du fait, a reflété l'image et reproduit la pensée la plus ancrée dans la cervelle de L... qui est partie rejoindre son artiste rêvé.

La troisième expérience a trait au foyer génital. Pendant quelques instants un flacon est mis sur le bas-ventre de L..., et, au bout d'un instant, je prends le flacon et le porte au front de Jean, qui n'éprouve rien ; mis sous la nuque, il détermine un malaise qui se traduit par des mouvements de gêne, une sorte d'énervement, tandis que dans l'autre pièce L..., toujours à l'état de rapport, est énervée, excitée et maintenue par M. de Rochas. Porté sur le creux épigastrique de Jean, il éprouve une commotion ; descendu à la région pubienne, le flacon est renversé ; immédiatement L..., dans l'autre pièce, tombe, les jambes refermées dans un spasme général caractéristique, d'où M. de Rochas la sort en la plongeant dans une phase profonde d'extase, où elle voit des formes blanches qui la ravissent.

CHAPITRE IX

EXTÉRIORATION ANIMIQUE

C'est en vain que la raison moderne qui ne peut malgré son positivisme faire connaître la cause intime d'aucun phénomène, rejette le surnaturel ; il est partout et au fond de tous les cœurs, les intelligences les plus élevées sont parfois ses plus fervents disciples.

(BRIERRE DE BOISMONT.)

« Je ne dis pas que cela soit possible, mais je dis que cela est. »

CROOKES.

CHAPITRE IX

EXTÉRIORATION TOTALE ANIMIQUE
DU CORPS VITAL PSYCHIQUE
HALLUCINATIONS TÉLÉPATHIQUES

Sous le nom d'hallucinations télépathiques, d'hallucinations vraies, on comprend les phénomènes de vision par les centres cérébraux qui perçoivent directement les sensations lumineuses (pli courbe), sans que la rétine ait été impressionnée d'une façon objective. L'esprit et le pli courbe voient sans impression préalable de la rétine, puisque l'*objet matériel* n'est pas présent, et sans intervention de la mémoire, puisqu'il coexiste des conditions d'actualité et de momentanéité que la mémoire n'aurait su prévoir. Lorsque le souvenir emmagasiné se reproduit dans l'œil, l'hallucination produite est celle connue de tous, c'est l'hallucination morbide par excitation des centres cérébraux, visuels, par l'alcool, l'inflammation. En résumé : absence d'objectivité réelle, vision animique, contact et impression sur les centres cérébraux de la vue, transmission à la rétine ; c'est donc le phénomène inverse de la vision objective, c'est la vision *subjective*, mais momentanée, par conséquent indépendante de tout souvenir et de toute mémoire et passant, pour joindre l'esprit, par un mécanisme non matériel, mais animique. Elle arrive à se peindre sur les couches sensitives et matérielles de la rétine, l'esprit voit avant l'œil.

Quoi que l'on puisse en dire, quoi que l'on puisse en penser, pour les spiritualistes habitués à observer des faits de cet ordre et d'autres encore, sans qu'on puisse en rien les taxer de folie, il n'existe pas d'autre interprétation à donner que celle de l'intervention ou du contact de l'âme psychique vibrant à l'unisson dans l'unité de moment, et de disposition d'esprit. Il se produit alors une transmission par transport à distance du corps vital psychique extérioré de l'un vers l'autre, raccordant deux êtres intimement liés. Le moyen intermédiaire, le fil de l'âme, est la force de vie universelle reliant deux sympathies animiques. Il reste donc à préciser, ou du moins à chercher à préciser, les lois qui permettraient de reproduire expérimentalement, et au gré des expérimentateurs, des phénomènes d'apparition, qu'on puisse enregistrer, comme on en a vu de curieux exemples pour la transmission de pensées, par la simple extérioration de la volonté d'un émissif sur un réceptif.

Pour ma part, ayant vu plusieurs de ces phénomènes, j'ai cru remarquer qu'ils se reproduisaient dans une série donnée de conditions que je livre au contrôle des observateurs futurs.

CONDITIONS DE PRODUCTION DE CES PHÉNOMÈNES

Pour qu'une personne puisse apparaître à une autre, il faut des conditions générales, d'une part, et des conditions locales et momentanées, de l'autre.

Les conditions générales sont un contact harmonique le plus parfait possible, constant, transfusant et mêlant, pour ainsi dire, l'essence de deux vies, leurs deux âmes, contact complet physique, intellectuel et moral, de façon que chacun ait et emporte un peu de l'autre, lorsqu'il se trouve isolé, pour que, sous l'influence de circonstances spéciales, momentanées, le retour *de soi* dans l'autre être, l'autre soi, se reproduise dans des conditions que nous allons examiner.

Pour l'homme, par exemple, mouvement d'esprit relatif à l'autre personne, phénomène d'expansion médicamenteuse (*asa fœtida*), caloricité, mais surtout grande puissance expansive du corps vital, peu fixe au moment de la production de la pensée, qui va se présenter et faire apparition dans le cerveau sympathique, lequel se trouve lui-même dans ces conditions spéciales.

Pour la femme: Même pensée dans l'unité d'instant, facilité de s'impressionner donnée soit par la maladie, soit par les époques, c'est-à-dire dans un moment où elle est en l'état le plus marqué de réceptivité physique, intellectuelle ou morale, et où tout germe en elle, ou le négatif attire le positif.

Reste à savoir si la transmission de la pensée rayonnante, venant au contact de la pensée récipiante, dans la même unité de temps et dans les conditions sus-indiquées, ne fait que réveiller une vague image mémoriale pour ainsi dire, ou s'il y a véritablement extérioration de l'esprit et apparition en nature de cet esprit dans le vrai sens du spiritisme.

Pour moi, je crois à l'extérioration de l'âme psychique dans certains cas, et à sa présentation en nature aux yeux de l'esprit de l'autre personne, car la description des détails comporte une vision momentanée et non le réveil d'un souvenir.

Ce transport pourrait donc être appelé une visite de l'esprit à un autre esprit, en vibration isonome de deux corps vitaux fusionnés, l'un attirant et entraînant l'autre ; c'est une téléphonie animique dont l'un des deux appareils, à vibration identique, est émetteur, et l'autre récepteur. Voici un exemple, sur plusieurs, d'extérioration du corps vital dont je garantis la véracité, et que je transcris fidèlement d'après le récit de Mme X... :

« Vendredi 23 janvier 1891, à cinq heures et demie du soir, j'étais étendue, les regards vers le nord ; j'étais un peu lasse et pour cause, la chambre était dans une demi-obscurité, je pensais à une personne vers laquelle ma pensée se porte souvent.

« J'étais un peu dans le vague, tout en ayant bien conscience de ce qui se passait autour de moi.

« Je vis alors la personne à laquelle je pensais s'avancer vers moi entourée d'un nuage blanc et vaporeux, qui, se dissipant peu à peu, me laissa voir très nettement la tête et la partie supérieure du corps, le reste étant voilé par le nuage. L'apparition dura quelques secondes, le nuage s'épaissit, et je ne vis plus rien. Je fus heureuse de cette visite inattendue, et un peu surprise de cette apparition que j'avais eue déjà il y a quatre ans, mais d'une façon plus longue et beaucoup plus nette. Je garde le souvenir très précis de ce que j'ai vu et qui, pour moi, diffère complètement de ce que je ressens habituellement quand je pense à la même personne. »

Ces notes furent écrites par Mme X... Celles de M. Z... ne sont pas moins curieuses, les voici :

« En rentrant chez moi, le 23 janvier 1891, sur les quatre heures et demie, je me suis étendu, étant très fatigué, sur un fauteuil, les pieds allongés au feu sur un tabouret; après avoir lu jusque vers cinq heures, j'ai éteint ma lampe et je me suis endormi.

« La position de mon coude me fatiguant, je me suis réveillé, et alors, vers les cinq heures et demie, j'ai pensé à Mme X... Immédiatement, j'ai été inondé de courants nerveux, qui partaient de la nuque et allaient jusqu'à la plante des pieds, d'une façon tellement intense que ma main droite, tout engourdie par la fausse position, était devenue phosphorescente sur le dos.

« Etonné de ce phénomène, j'en cherchai l'interprétation, lorsqu'un fort craquement se fit entendre à côté de moi, que j'attribuai à une grande déperdition nerveuse. A six heures, je sortis de cet état et demandai à dîner.

« Je mentionne que la position des pieds était dirigée vers le sud, et j'ai été frappé lorsque Mme X... me dit, le lendemain, ce qu'elle avait éprouvé. Ce n'est qu'après lui avoir fait écrire ce qu'elle avait ressenti elle-même que je lui dictai, sans qu'elle en sût rien, les phénomènes que j'avais éprouvés pour en contrôler et en comparer tous les détails (1).

(1) Pour plus ample étude de l'extérioration animique du corps vital, voir les observations consignées dans la revue de M. le Dr Daricix et du Prof. Richet, les travaux de MM. Myers et Podmore et les expériences de Crookes sur la force psychique, la constatation visuelle du corps vital de Kattre-King, celles de Doboski de Saint-Pétersbourg, les études du prince Assakoff et de Zoellner.

CHAPITRE X

SCHÉMA DU CORPS VITAL FLUIDIQUE

> Le corps convient aux besoins particuliers de l'âme, il est proportionné à la nature de chaque âme, adapté à sa nature intime.
>
> PYTHAGORE.

> L'âme se fait son corps à elle-même, c'est-à-dire que non seulement elle le gouverne et l'anime, mais qu'elle le façonne.
>
> PORPHYRE.

CHAPITRE X

SCHÉMA DU CORPS VITAL FLUIDIQUE

J'ai suffisamment démontré l'existence du corps vital, en tant que capital Vie :

Par le chiffrage et la constatation de la formule biométrique ;

Par l'interprétation des états ou mouvements du tempérament vital ;

Par la description des centres ou puissances animiques, cérébrale, pneumique, gastrique, génitale ;

Par l'extérioration et le transport de ces archées spéciales localisées (âmes secondaires partielles).

Par l'extérioration télépathique totale du corps fluidique ;

Et, ultérieurement, par l'influence psychique du Verbe (volonté exprimée) sur le corps fluidique, et, partant, sur sa formule, il se produit alors un changement de la personnalité qui témoigne l'influence que l'esprit exerce sur le corps fluidique et par lui sur le corps matériel.

D'après ce qui a été exposé jusqu'ici, la force vitale humaine peut être considérée dans son ensemble comme intermédiaire entre le corps matériel, qu'elle anime, et l'intelligence, qui dirige et tonalise les mouvements de cette force. Pour plus facile compréhension, on peut, je crois, créer une figure schématique, s'appliquant à la cellule humaine comme au corps de l'homme tout entier, et la représenter par trois cercles concentriques : le cercle intérieur IÈ représentant l'esprit, l'intelligence ; le second CV, le corps vital ; le troisième périphérique, le corps matériel M. On pourra, en mettant en regard les formules du corps vital CV, suivre les rapports et les influences que CV exerce sur M, et la part d'influence que IÈ exerce sur M par l'intermédiaire de CV.

Disons, de suite, que ce schéma est destiné à simplifier la question, tandis que le vrai schéma serait représenté par une série de lignes où IÈ, CV et M s'intriqueraient réciproquement pour bien exprimer l'intussusception avec laquelle l'intelligence, la force vitale et la matière se pénètrent réciproquement.

Revenons au premier schéma simplifié, et nous verrons l'influence qu'exerce l'intelligence sur la force, et la force sur la matière.

Considérant IÈ comme une constante, nous verrons que, quelle que soit l'origine des transformations du corps vital CV, le corps matériel en subira les contre-coups. Si l'on envisage, en effet, l'hypertension du corps vital, rép. | rép., l'intelligence È en est développée dans ses manifestations d'âme spirituelle, sans que je puisse dire dans son essence *Esprit ;* mais, en tout cas, le corps matériel M subira des modifications qui se traduiront par une sensation intime de légèreté, de force et de *facilité* plus grande dans son mécanisme. avec diminution à la longue dans son poids. La formule att. = rép. exprime le rapport dans des termes moyens et égaux de la transformation des forces matérielles et vitales en forces psychiques avec facilité plus grande de l'expression intellectuelle. En un terme plus marqué, O. | rép. donne l'exubérance d'un mouvement animique détonalisé avec psycho-névrose et éréthisme de l'activité cérébro-spinale, qui en est la conséquence. Toute autre est la formule rép. | att. dans laquelle la force vitale se polarise surtout dans la partie matérielle de notre corps, où l'esprit s'atténue, où le développement de la puissance chimique atteint son maximum de poids, de dimension, comme dans la convalescence, la croissance. Rép. | O. est une névrose animique matérielle, une névrose nutritive.

L'*état* psychique et physique du corps vital fluidique et, partant, la *prédisposition* de leurs organes (système nerveux cérébro-spinal, système nerveux ganglionnaire) sont appréciés par la formule biométrique.

La formule biométrique révèle donc nos états d'âme psychique et physique par la manière respective dont leurs forces psychique et physique exercent leur action sur la force de vie universelle : mouvement expansif et rayonnant pour l'âme psychique, repoussant l'aiguille par la main gauche, mouvement principalement attractif pour l'âme physique, aspirant par la main droite l'aiguille et le principe de vie générale, l'âme du monde, dont voici les principaux traits : *unité d'intelligence* (merveilleuse adaptation), *unité de force* (mouvement libre primordial, attraction, père de tous les modes de l'énergie), *unité de matière* (mère de tous les corps).

La force de vie par des groupements respectifs produit toutes les modulations dynamiques et chimiques dans ses créations et toutes les modifications observées dans les créatures, suivant leur hiérarchie intellectuelle et animique.

+		+
Premier appareil		Deuxième appareil
—		—
Main droite	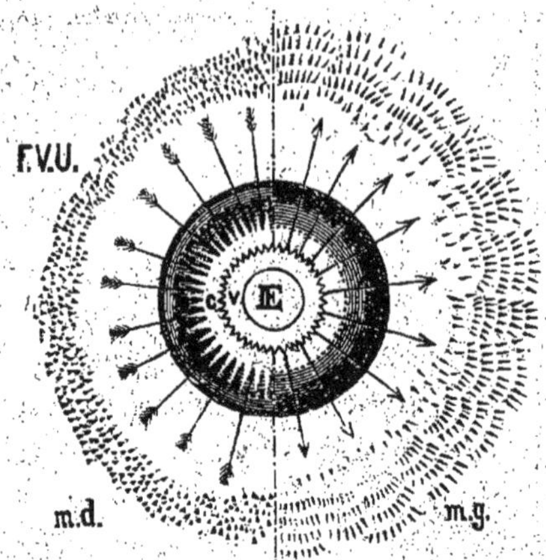	Main gauche
—		—
Att. 5		Rep. 10
Aiguille attirée		Aiguille repoussée

INTERPRÉTATION DU SCHÉMA

IE ESPRIT PUR...

AME CORPS VITAL FLUIDIQUE — V ↕ C — ligne évo-involutive de l'âme.

AME PSYCHIQUE — V

AME intelligente unie à la force psychique volontaire, active, omni-consciente, auto-appercipiente, responsable, enregistrable, par les manifestations. Biométriques de la main gauche psychique expansive.

Force psychique : Mouvement animique de l'esprit. Force de l'âme contingente à l'esprit.

Organes de l'âme psychique. Système nerveux cérébro-spinal.

Moyens fluide électro-neurique.

Manifestation organique. Emission neurique Baretty et Tarchanoff.

Ligne de pénétration vitale.
Ligne de rupture mortelle.

AME PHYSIQUE — C

Manifestation organique. Magnétisme humain.

Moyens fluide magnétique.

Organes grand sympathique.

FORCE VITALE. Mouvement animique du *spiritus vitæ*. Force de l'âme contingente à la matière.

Ame créatrice auto-consciente : Inconsciente de l'être psychique ; morphique, irresponsable, enregistrable par la formule att. de la main droite ; Force de vie matérielle produite en nous par la condensation de la force de vie universelle F V U sous l'influence pondératrice de É ou indépendamment.

M CORPS MATÉRIEL. Mouvement nutritif { assimilation. désassimilation.

Concretant les éléments du sang.

Échange chimique enregistrable par le poids,
l'analyse,
l'examen microscopique.

Les formules biométriques accusent les états ou mouvements vitaux, ceux de l'âme dans ses manifestations psychique ou physique l'un vers l'autre, les prédominances du corps vital vers le psychisme V ou le matérialisme C, termes ultimes du jeu vital (att. } rep., rep. } att).

TABLEAU DES MODES D'ENTRETIENS ET DE MANIFESTATIONS DES TROIS PARTIES CONSTITUTIVES DE L'HOMME

ENTRETIENS	ÊTRE HUMAIN	AMES (*Anima*)	ORGANES	MANIFESTATIONS
Idées. Étude. Méditation. Prière. Lumière Grâce.	I. — ESPRIT.			Inspiration. Intuition. Innéité d'idées.
	Force psychique.	Ame intelligente, volontaire, consciente. *Verbe.*	*Organes* Système nerveux cérébro-spinal musculaire.	Mouvements spontanés. { Expansion *biométrique*.
Force de vie universelle	II. — CORPS VITAL FLUIDIQUE Ligne des mouvements du corps de / vital l'âme		Fluide *Neurique*.	
De l'intelligence adaptée. Du m[t] primordial. libre attractif. répulsif. De la matière une primordiale.	Ligne de scissure mortelle.	puissances animiques	plexus nerveux — transformations des fluides.	Manifestations électro-neuriques. Exp. Tarchanoff.
			Fluide *sympathique*.	Manifestation électrothermique magnétique.
	Force vitale.	Ame physique, instinctive, morphique.	Organes. Syst. N. Ganglionnaire. Grand sympathique.	Manifestation spontanée { Attraction. *biométrique*.
Modes de l'énergie Chaleur, électricité, magnétisme terrestre, alimentation par les trois règnes { minéral, végétal, animal.	III. — CORPS MATÉRIEL.	Modes de l'énergie.	M[ts] chimiques d'assimilation et désassimilation.	Manifestation. Poids. Structure. Analyse chimique.

SCHÉMA DU CORPS FLUIDIQUE VITAL

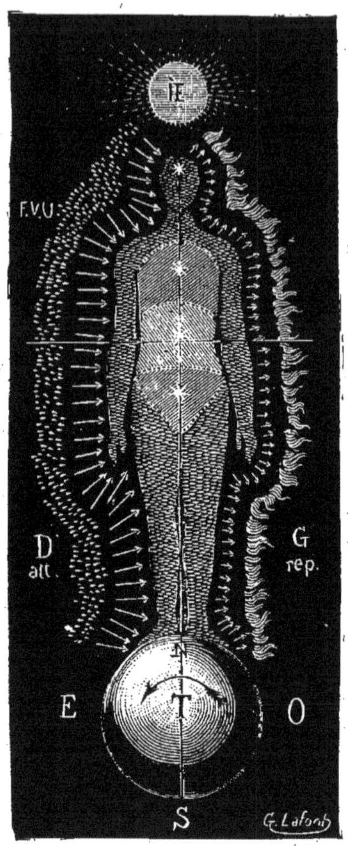

On constate :

1° Les trois unités de force, vie universelle s'intériorant ; F. V. U.

2° Une unité de force psychique s'extériorant ; G.

3° L'ensemble tonalisé du corps animique ; entre F.U.V. et G.

4° Les quatre grandes puissances animiques. { cérébrale * / pneumique * / gastrique * / génitale * }

5° Les trois plans animiques.. { vertical / horizontal / latéral }

6° Les trois mondes { terrestre — matériel T. / fluidique — astral F.V.U. / psychique — spirituel. IE. }

La pénétration de force de vie universelle se fait de droite à gauche, de l'est à l'ouest, suivant la marche apparente du lever du soleil, en sens inverse de la giration terrestre qui a lieu de l'ouest à l'est ; c'est une relation solaire à noter.

TABLEAU SYNOPTIQUE DES DISPOSITIONS OU ÉTATS RESPECTIFS DE L'ESPRIT, DU CORPS VITAL ET DU CORPS MATÉRIEL

<table>
<tr><th>TOPOGRAPHIE HOMOLOGIQUE DU C.V.F.</th><th>ESPRIT</th><th>CORPS VITAL FLUIDIQUE</th><th>CORPS MATÉRIEL</th></tr>
<tr><td>0 | 0 (10 | 300). Inactivité animique.</td><td>Esprit fermé, latent.</td><td>Équilibre neutralisé entre le principe extérieur vie, le corps vital interne et l'esprit.</td><td>Saturation et soudure des principes dynamiques et chimiques.</td></tr>
<tr><td>Att. | 0. Détonalisation et Condensation organique physique, viscérale. Recharge animique matérielle d'une des puissances.</td><td>Esprit inquiet, hypocondriaque, tendu.</td><td>Condensation de la force vitale tendue sur le corps matériel, qu'il recharge, jusqu'à production possible de névrose.</td><td>Perturbation du fonctionnement et de la vitalité d'un organe trop tendu.</td></tr>
<tr><td>Att. | att. (90 | 300). Condensation centrale psycho-physique de la force de vie.</td><td>Esprit comprimé, envahi par la réfection vitale, sans manifestations psychiques spontanées, expansives. (surtout att./ | att. +).</td><td>Double pénétration du principe vie pour refaire le déficit du corps vital en hypotension : physique (att. + | att.), psychique (att. | att. +), impressivité de l'âme.</td><td>En déficit chimique. — Assimilation défectueuse. — Amaigrissement. — Mauvais tissus organiques.</td></tr>
<tr><td>Att. | rep. (74 | 300). Mouvement ascensionnel du CV du physique vers le psychique.</td><td>Esprit dévoilé par la montée vers lui de l'anima, att. | rep. + réflexion, décision morale.</td><td>Ascension du corps vital, att.+ | rep., att. = rep. égalité d'humeurs et de caractère.</td><td>Santé générale relativement bonne. — Assimilation. — Amélioration facile des organes malades.</td></tr>
<tr><td>Rep. | att. (14 | 300). Mouvement descendant du psychique vers le physique.</td><td>Esprit se voile, se matérialise pour l'intelligenciation matérielle.</td><td>Involution matérielle. — Intelligenciation psychique du principe vie. Rep. = att. convalescence, croissance.</td><td>C. M. dynamisé jusqu'à production fébrile (rep. + | att.).</td></tr>
<tr><td>Rep. | rep. (46 | 300). Expansion psycho-physique. — Extérioration du C. V.</td><td>Esprit radiant, lumineux, heureux (rep. | rep. +), actif, s'épandant.</td><td>Extérioration du corps vital. — Expansion fonctionnelle. — Retour à la force de vie cosmique, rep. = rep. gaîté douce.</td><td>C. M. soulevé.
rep. + | rep. = mouvemement de sang. — Violence. — Combustion des réserves chimiques</td></tr>
<tr><td>0 | -rep, Détonalisation. — Déséquilibre. — Eréthisme psychique. — Ascension.</td><td>Espri: trop dominant.</td><td>Déséquilibre. — Psycho-névrose.</td><td>C. M. diminué.
Eréthisme du système nerveux cérébral ou spinal, corps usé par l'esprit.</td></tr>
<tr><td>Rep. | 0. Déséquilibre. — Détonalisation. — Eréthisme physique.</td><td>Esprit diminué dans sa manifestation.</td><td>Eréthisme sanguin viscéral.</td><td>Mauvaise nutrition. — Fluxion et mouvements diathésiques du sang.</td></tr>
</table>

SCHÉMA DU CORPS MATÉRIEL

MONTRANT LES SYSTÈMES ORGANIQUES, INSTRUMENTS MATÉRIELS D'ACTIVITÉ DES QUATRE GRANDES PUISSANCES ANIMIQUES,

Situées dans les quatre cavités { crânienne, thoracique, sous-diaphragmatique, pelvienne

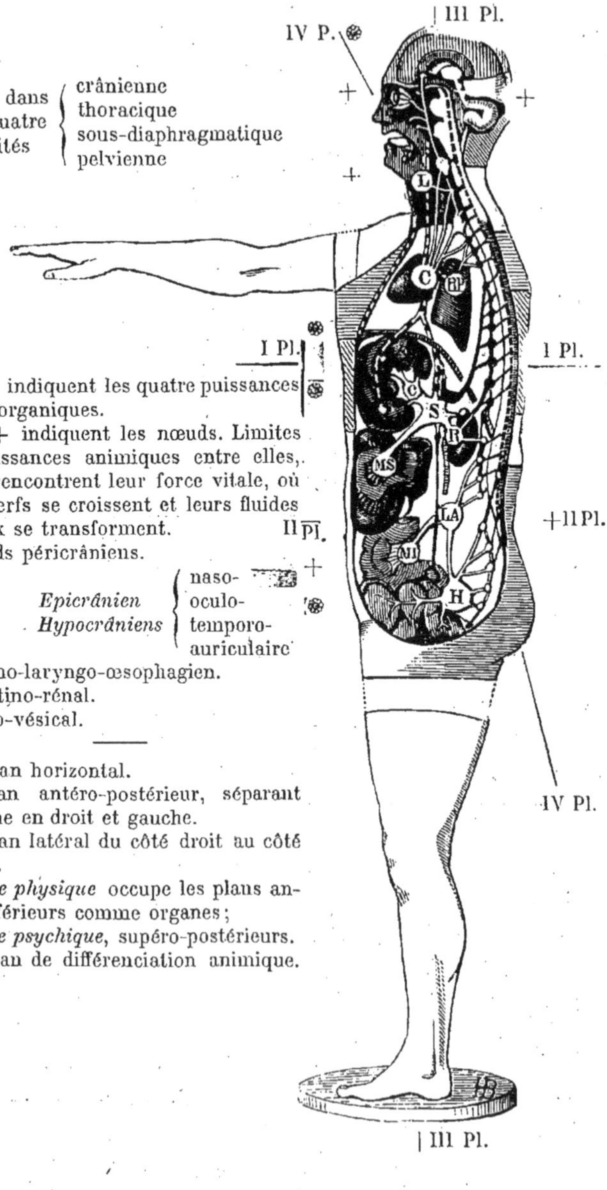

Les * indiquent les quatre puissances animo-organiques.

Les + indiquent les nœuds. Limites des puissances animiques entre elles, où se rencontrent leur force vitale, où leurs nerfs se croissent et leurs fluides nerveux se transforment.

Nœuds péricrâniens.

Epicrânien / *Hypocrâniens* { naso-, oculo-, temporo-auriculaire

Thymo-laryngo-œsophagien.
Intestino-rénal.
Recto-vésical.

1° Plan horizontal.

2° Plan antéro-postérieur, séparant l'homme en droit et gauche.

3° Plan latéral du côté droit au côté gauche.

L'*âme physique* occupe les plans antéro-inférieurs comme organes;

L'*âme psychique*, supéro-postérieurs.

4° Plan de différenciation animique.

QUATRIÈME PARTIE

CHAPITRE XI

INTERPRÉTATION DE LA FORMULE BIOMÉTRIQUE CHIFFRAGE-DIAGNOSTIC DU TEMPÉRAMENT VITAL ET DE L'ÉTAT D'AME

> L'âme distingue la droite et la gauche, le haut et le bas, l'avant et l'arrière par trois plans, deux verticaux, un horizontal ;..... ces plans sont idéaux, ce système de coordonnées possible.
>
> KANT.

> Ces plans sont réels, ces coordonnées de l'âme sont pour ainsi dire vivantes.
>
> CYON.

> Rien ne nous est mieux connu que l'âme parce qu'elle nous est intime, c'est-à-dire intime à elle-même.
>
> LEIBNITZ.

CHAPITRE XI

INTERPRÉTATION DE LA FORMULE BIOMÉTRIQUE DU CORPS VITAL. — TEMPÉRAMENT OU ALLURE DE CE CORPS VITAL. — CHIFFRAGE-DIAGNOSTIC DE NOTRE CORPS VITAL ANIMIQUE.

Jusqu'ici nous avons exposé des faits, décrit une force nouvelle, montré la condensation de cette force en nous sous le nom de corps fluidique vital. Nous avons dit que ce dernier présentait une formule biométrique, et nous avons, à cet égard, fourni des statistiques qui ne peuvent laisser de doutes sur son existence. Il s'agit maintenant, en présence de la variété toute *personnelle* et particulière que présentent ces formules, de dégager une inconnue, *leur interprétation*. C'est ce que nous allons tâcher de faire ici.

Je ne suis arrivé au résultat actuel qu'après de patientes recherches et une constante préoccupation à cet égard. Je crois pouvoir affirmer d'une façon formelle l'interprétation que je vais donner de ces formules, c'est-à-dire de ces manières d'être du corps vital en nous. Cette assurance s'appuie sur les différentes méthodes employées pour interpréter l'*allure*, le *sens* et le *chiffrage* d'une formule. Ces méthodes sont les suivantes :

1° Le groupement comparatif de toutes les formules analogues, en étudiant pour chaque personne présentant cette formule l'état de *sa vitalité matérielle*, c'est-à-dire de la circulation, de la respiration, de la nutrition, de l'assimilation et l'état de *sa vitalité psychique* dans son intelligence, sa volonté et son activité neuro-musculaire.

2° La seconde méthode a trait à l'étude des modifications déterminées par l'électrothérapie sur le physique et le moral d'un être, tandis que la formule se transforme et exprime cette modification expérimentalement obtenue par l'intervention de l'électricité.

3° J'ai eu la satisfaction de pouvoir reproduire, par la suggestion, les états correspondants aux formules que j'avais préalablement interprétées. Sous son influence, j'ai obtenu les formules 0 | 0, att. | att., rép. | rép., traduisant des états de calme, de tristesse maladive, de gaîté bien portante, suggérés. Dans ce premier ouvrage, forcément limité, je ne puis pas m'appesantir sur cette question capitale de l'influence de notre extérioration psychique venant suader ou suggérer un nouvel état d'âme, chez l'être en quête d'un conseil ou d'une idée que lui refuse le manque de vigueur spontanée de son moral.

M'étant entouré de toutes les précautions possibles au point de vue des méthodes employées, je considère la résultante, l'interprétation, comme exacte. J'ai cherché en faisant mes expériences à choisir une heure de la journée, dix heures et quatre heures, où l'assimilation des repas fût faite après leur digestion, à prendre mes sujets en dehors des grandes fatigues physiques comme courses, époques, ou émotions morales marquées, de façon à ce que la personne en observation fût bien elle-même au repos physique et moral, et qu'aucun facteur étranger ne pût intervenir ; je n'ai jamais prévenu personne de ce qui pouvait se passer, j'ai toujours dit aux malades que j'allais faire prendre leur force vitale, ou, dans un langage plus adapté aux connaissances de tous, leur *électricité* humaine.

Donc je n'ai jamais employé la suggestion ni la crainte, mais j'ai rassuré les personnes timides et intéressé les personnes curieuses en leur disant : « Comme moi, vous allez voir ce qui va se passer. »

Ces conditions étant bien établies, et, je les répète à dessein dans ce chapitre pour qu'on les observe dans les expériences futures, je dois dire que l'interprétation de la formule biométrique variera au cours d'un traitement électrothérapique, ou en dehors de tout traitement électrothérapique. Dans le premier cas, le malade est bien lui-même, en dehors de toute intervention d'une énergie nouvelle, tandis qu'au cours du traitement, il présente les phases progressivement développées d'une nouvelle personnalité animique due à l'emploi de l'électrothérapie. Je reproduis ici le formulaire successif par lequel il passe :

1°	2°	3°	4°	5°	6°
Att. | att.,	att. | 0,	0 | 0,	att. | rép.,	rép. | att.,	rép. | rep.

Grâce aux recharges et aux transformations dynamiques qui se produisent en lui, le malade va de l'hypotension vitale, att. | att., de la contraction et de la faiblesse du corps vital, à l'hypertension et à l'extérioration de ce corps, rép. | rép. la manière d'*être* dans l'être, l'état d'*âme* dans sa vie, le *personnage* dans la personne, est changé.

Passons maintenant à la formule biométrique, non

plus observée au cours d'un traitement pour en diriger les applications, mais bien prise avant tout traitement, ou chez une personne en dehors de tout traitement, de façon à connaître son tempérament vital ; sa nature est prise dans les conditions susdites, où elle est le plus elle-même, et se livre spontanément à une investigation expérimentale, portant non sur son poids que la balance l'enregistre, mais sur la puissance du principe qui l'anime et qui constitue son existence actuelle.

Il faut alors considérer trois choses : 1° l'*allure* du mouvement que subit l'aiguille, autrement dit l'allure de la formule dans sa production ; 2° le *sens* de son évolution ; 3° le *chiffrage* exprimant la relation de ses forces.

DU TEMPÉRAMENT VITAL

Du mode d'action ou de réaction des forces chimiques de notre corps matériel, fluidiques de notre corps vital, (*anima* des Anciens), psycho-neuriques de l'esprit, les unes sur les autres, résulte une *synthèse animique*, évoluant de la matière vers l'esprit (att. | rép.), et de l'esprit vers la matière (rép. | att.), constituant de réelles *personnalités*, plus ou moins durables dans la personne. C'est l'état d'être et d'âme ; si l'on veut, le *tempérament vital* particulier à nous tous, la nature de chacun suivant la *dominante* et la constante des forces matérielles ou psychiques, suivant la *caractéristique* du mouvement vie s'effectuant vers la matière ou l'esprit.

La vie, dans sa conception la plus simple, apparaît comme un mouvement (ce qui meut, dit Hippocrate), mouvement et intelligence, disons-nous, mouvement vital en nous, dont le double jeu d'attraction et de répulsion constitue le côté physique et permet d'enregistrer et d'en interpréter les différents modes.

En résumé, entre l'esprit et la matière corporelle, il existe *de la force vitale*, dont la pénétration intime avec toutes les parties du corps charnel en double la forme et constitue ce corps éthéré que j'ai appelé *corps vital fluidique* dont la *formule biométrique* interprète la façon d'être, c'est-à-dire le *tempérament*.

Pour vaincre l'inertie d'une aiguille bien suspendue, mais immobile, il faut bien que la somme de force vitale en nous exerce à distance et à travers les parois du verre une action d'attraction, lorsque, se contractant ou affaiblie, elle appelle à elle la force de vie universelle pour se refaire, ou qu'elle exerce, par son extérioration extracutanée, une répulsion sur l'aiguille. Ce mouvement attractif et répulsif ne se fait pas de la même manière durant les deux minutes d'observation.

On observe des modifications dans son allure : 1° la *rapidité*; 2° l'*amplitude* ; 3° la *variabilité*; 4° la *constance*; 5° la *fixité* ; 6° l'*oscillation*.

1° *La rapidité*. — Chez certaines personnes, dès que la main est approchée, l'aiguille se déplace avec une rapidité excessive, comme affolée, atteint son point terminus, s'y fixe ou souvent revient très rapidement. Chez d'autres doucement, progressivement, l'aiguille se meut attirée ou repoussée comme par un mouvement d'horlogerie. Chez d'autres enfin, ce n'est qu'au bout d'un temps beaucoup plus long que l'aiguille se décide.

Celle-ci représente, par ses mouvements, les mouvements intérieurs de notre force vitale; fidèle *miroir*, elle les réfléchit et nous en indique l'allure. La rapidité du déplacement de l'aiguille attirée ou repoussée exprime la vivacité du mouvement vital en nous, souvent sans fixité et constance pour le caractère de la personne.

2° *L'amplitude.* — Le plus ou moins grand nombre de degrés d'attraction ou de répulsion indique la masse de forces nécessaires comme aliments animiques du corps vital, et présente le degré de puissance de ce corps, dont l'allure est généralement lente, ample et régulière.

3° *La variabilité.* — Chez certaines personnes, on constate des formules toujours différentes ; leur caractère est sans suite, variable. On rencontre souvent des oscillations ; le tempérament chez ces personnes a peu de fonds, comme chez les hystériques.

4° *La constance.* — La constance dans la formule indique un tempérament tenace, suivi, généralement pondéré, ainsi que l'indique le chiffrage.

5° *La fixité.* — Une fois que l'aiguille est arrivée à son point terminus, elle y reste fixée à peine quelques instants, chez les personnes d'un tempérament changeant et très fugace ; chez d'autres, au contraire, une heure après, on retrouve l'aiguille figée, pour ainsi dire, au même point ; il est nécessaire de remuer l'appareil pour défixer l'aiguille ; la ténacité du tempérament est révélée par cette fixité dans la formule.

6° *Oscillation.* — L'aiguille, en présence de certaines personnes, subit une série d'attractions et de répulsions pour la même main. J'ai observé cette allure de formule chez les hystériques, dont la caractéristique du corps vital est d'être peu fixé au corps matériel, de présenter des oscillations d'attraction et de répulsion pour la même main ; on constate des alternatives d'éréthisme ou de déséréthisme sur la vitalité viscérale ou la vitalité psycho-neurique, comme sur les systèmes des grands centres du corps vital, avec des invasions réciproques des puissances génitales, gastriques, cérébrales, les unes sur les autres. L'hystérique a donc la force vitale mal répartie, mal équilibrée, se projetant sur certains systèmes, en abandonnant d'autres ; son âme est la *folle* du logis et lui donne le caractère de Protée dynamique qu'on lui a assigné ; les centres de pensée, de nutrition et de reproduction sortent de leurs sphères respectives et présentent des invasions réciproques avec aura et nœuds.

L'allure, le sens, le chiffrage pour la formule hystérique sont donc caractérisés par l'*oscillation* de l'aiguille, son *défaut de fixité* dans le mouvement, la *mobilité* dans le sens de la formule, la *variabilité et le défaut* de constance dans le chiffrage.

L'hystérie est une affection *animique*, un vice du corps fluidique, dont la variabilité, le défaut d'équilibre et l'absence de soudure constituent les traits caractéristiques ; ainsi s'explique le bien-fondé des actions et réactions hydrothérapiques (att. | rép. rép. | att.), des phénomènes de soudure de la faradisation (0 | 0), et de la fixation que l'aimantation imprime à ces natures, de l'expansion rép. | rép. que la statique leur donne et qu'exprime la formule au cours du traitement.

SENS DE LA FORMULE

Parallèlement à la façon dont se fait le mouvement de l'aiguille, c'est-à-dire l'allure, parallèlement aussi à la proportion chiffrée d'unités attractives, il y a le sens de la formule.

La formule doit être interprétée dans chacun de ses membres et dans son ensemble, c'est-à-dire dans le rapport fourni par ces deux membres, qui permet d'en préciser le *sens* général.

Un des faits les plus intéressants parmi ceux que j'ai découverts dans cet ordre d'idée est la distinction capitale à établir entre la main droite et la main gauche.

D'après les statistiques, la force de vie qui nous entoure pénètre en nous, pour constituer notre corps fluidique par la main et le côté droit, dans la proportion moyenne de 3 à 1.

Le fluide vital humain s'extériore par le côté gauche, dans la proportion de 1 à 3, 2 restant en nous.

Le corps vital, notre double animo-vital, est dans la proportion de 2 | 3 comme pénétration, et de 2 | 1 comme extérioration ; son capital vie = 2 unités vitales.

Intermédiaire entre les deux, il est en contact intime avec la vitalité matérielle et avec la vitalité psychique. Chacune des deux moitiés du corps et la main correspondante représentent une partie différente du corps vital, une différenciation animique ; ces plans sont pour ainsi dire vivants, a dit Cyon.

La main droite donne l'allure, le chiffrage du *corps vital matériel*, le tempérament vital du système ganglionnaire comprenant la digestion, la circulation, l'assimilation, le sang. La main gauche donne l'allure, le chiffrage du *corps vital spirituel*, le tempérament vital du système cérébro-spinal comprenant : l'intelligence, la volonté, la sensibilité, l'activité musculaire, le fluide nerveux. L'ensemble donne la formule complète, avec le sens de la vie ou la prépondérance de la vitalité physique ou psychique. Le corps vital ne peut être mieux représenté que par le cercle du schéma précédent situé entre le cercle interne intelligence *E* et le cercle externe corps matériel *M*.

La partie du cercle afférente à *M* est représentée par la main droite, et la partie afférente à *E*, par la main gauche. La main droite représente l'âme *végétative* dont elle donne l'état sans spécifier d'organes, tandis que la main gauche représente l'âme *relative*, sans spécification d'organes (cerveau, moelle, muscles).

En un mot, la force de vie, condensée en nous sous forme de corps vital, exprime à droite la vie matérielle,

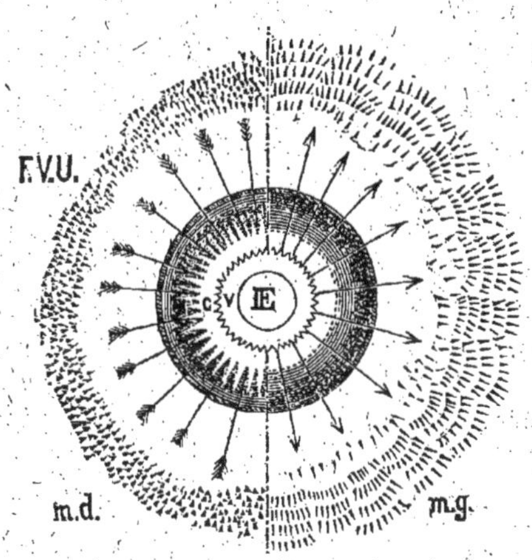

à gauche la vie spirituelle. Elle présente, en outre, des centres, où les nerfs des deux systèmes se réunissent et constituent des plexus anatomiques, et des puissances vitales spéciales, *animiques*.

Ce n'est qu'après de mûres réflexions basées sur la polarité générale, sur les observations répétées des formules, att. | rép., rép. | att., la comparaison entre les formules et les changements de poids, att. = rép. diminution, rép. = att. augmentation, que je me suis décidé à écrire ces interprétations applicables à la totalité comme séparément aux grands systèmes de l'homme.

Ces deux formules représentent le double mouvement de la force vitale, *évoluant* du corps chimique vers le côté intelligent de notre être, et involuant l'intelligence consciente vers le corps chimique qu'elle va intelligencier ; l'âme établit ainsi une hiérarchie d'auto-consciences, qu'elle détache de plus en plus d'elle-même, c'est-à-dire de son centre omni-conscient, à mesure qu'elle fait la hiérarchie s'abaisser.

Le double mouvement évolutif et involutif me semble constituer la *marée* de vie, considérée dans ses grandes lignes.

Tous les jours, nous sommes à même d'interpréter, d'une façon banale, pour ainsi dire, ce développement physique et psychique par les fameux : Ça va, Ça ne va pas, les mouvements anormaux, Ça monte, Ça m'étouffe, etc.

La formule la plus fréquente est celle où l'attraction de la main droite est le triple de la répulsion de la main gauche. Il y a, je crois, dans l'interprétation de cette formule, une question de transformation de l'animisme physique en animisme psychique, de la force du sang qu'exprime l'un en force nerveuse que traduit l'autre.

Cette loi de transformation est l'expression la plus fréquente du *sens* de la vitalité. Plus rare est la formule de pondération et d'équilibre complet où l'attraction est égale à la répulsion. Cette dernière est celle qui me paraît le plus enviable, au point de vue de ce qu'on peut appeler l'égalité d'humeur et de caractère, l'ancien *Mens sana in corpore sano*.

En dehors d'elle, on peut dire qu'il existe quelque chose de spécial dans le tempérament de la personne observée ; c'est à elle que doivent tendre les pratiques hygiéniques médicales ou électrothérapiques ; leur but doit être la double pondération du corps et de l'esprit dans leurs rapports respectifs et avec leurs milieux cosmiques, l'*égalité d'âme*.

Malheureusement, et surtout dans le cabinet d'un médecin, on ne la rencontre pas souvent qu'il serait nécessaire de l'enregistrer, pour le bien de l'humanité ; on a plutôt affaire, surtout dans une spécialité d'affections dites nerveuses, à des formules de dépondération dans le chiffrage, de variabilité et de manque de fixité dans l'allure.

CHIFFRAGE-DIAGNOSTIC

Avant d'interpréter les différentes formules dans leur chiffrage, je veux rappeler qu'il est nécessaire de considérer, en même temps que le chiffrage, l'allure de la formule, son sens, et de tenir compte que la main droite exprime la vitalité physique, et la main gauche la vitalité psychique.

Les formules biométriques considérées en elles-mêmes se présentent sous plusieurs groupes, qui permettent de les classer suivant les différents états ou mouvements de la force vitale en nous.

1° *Etat du corps vital.* — Quatre états se présentent :

a) ... Etat d'attraction des deux mains, att. | att. ;

b) ... Etat neutre des deux mains, 0 | 0.

c) ... Etat d'expansion des deux mains, rép. | rép. ;

d) ... Etat d'attraction égal à la répulsion, att. = rép., rép. = att.

2° *Mouvements du corps vital.* — L'attraction est supérieure à l'expansion, att. + | rép., rép. + | att.

3° *Déséquilibre du corps vital.* — Mouvement vital arrêté, concentré, ou condensé *attractif*, att. | 0, 0 | att.

Mouvement extérioré ou éréthisme expansif, 0 | rép., rép. | 0.

4° *Oscillation simple ou double du corps vital.*

Prenons en particulier chacune des 17 formules-types et tâchons d'interpréter leur signification en nous rapportant aux indications précédemment formulées et en tenant compte du particularisme de chacune des formules.

I. — ÉTATS DU CORPS VITAL

a) *Formule att. | att. (quatre-vingt-dix cas sur trois cents).* — Att. | att. formule d'hypotension du corps vital, faiblesse de ce corps, état attractif double.

La force de vie périphérique est d'autant plus vivement attirée que le corps vital est plus faible et en a plus besoin, ce qui prouve l'harmonie entre les échanges de cette force de vie cosmique et de notre corps vital en déficit. Elle se produit à la suite de fortes fatigues, après des temps mauvais (pluie, vent, gelée) au moment des époques, pendant la grossesse, durant une digestion laborieuse ; on rencontre cette formule chez les personnes à tempérament variable et délicat, subissant facilement tous les heurts et conditions de l'existence.

Cette formule, constante et persistante, se trouve chez les neurasthéniques, les épuisés, et relève essentiellement des conditions hygiéniques les plus favorables, telles que chaleur, lumière, nutrition et particulièrement de l'*electricité statique* qui doit tendre à l'obtention de la formule att. | rép. d'une façon persistante, mais sans la dépasser.

Voici quelques interprétations de différentes formules secondaires à ce type, données à grands traits.

Att. 5 = att. 5 21 | 300	Santé corporelle délicate. Tempérament vital faible. État d'âme timide, impressif.
Att. 40 | att. 10 38 | 300	Fatigue corporelle, ou maladie physique. Anémie marquée. Affections viscérale pulmonaire et surtout gastrique. Tempérament maladif. État d'âme timoré, triste.
Att. 10 | att. 40	Faiblesse de santé. Impressionnabilité excessive du système nerveux. Pantophobie. État d'âme craintif, sans ressort ni personnalité.

b) *Formule* 0 | 0 (*dix sur trois cents*). — La formule 0 | 0 exprime l'équilibre entre la force de vie générale et le corps vital comme son union solide avec le corps matériel.

Avec cette formule, le corps vital n'attire rien, mais ne perd rien, il n'aspire ni ne radie, étant intimement *soudé* à la matière en quantité voulue et suffisante pour le fonctionnement de nos organes dans les conditions normales ou anormales. Il est, de plus, fixé sans mouvement d'attraction extérieure ou de transformation interne comme dans att. + | rép., ou d'extérioration psychique comme dans att. | rép. +. 0 | 0 s'observe chez les gens complètement *calmes* indifférents, sans souci, comme chez les gens peu sensibles, d'une nature personnelle, fermée.

c) *Formule rép.* | *rép.* (*dix-sept cas sur trois cents*). — Formule d'hypertension, d'expansion vitale, matérielle et psychique. Le corps fluidique avec la double répulsion de l'aiguille tend à s'extériorer ; il n'emprunte plus de force de vie à l'espace, mais il rend le fluide vital humain, provenant de ses deux sources matérielle et psychique.

Cette formule, l'opposée de att. | att., se produit sous l'influence de *l'esprit manifesté*, de la joie, de la volonté, d'activité, de toutes les facultés qui appartiennent principalement au domaine psychique. C'est le *rayonnement* de l'esprit à travers la matière, accusant une personnalité nouvelle toute différente de celle que caractérise att. | att. Elle est susceptible d'être produite par l'emploi de l'électrothérapie statique venant réconforter et épandre corps et âme. Voici quelques interprétations de formules secondaires :

Rép. = rép.	Santé corporelle solide.
5 | 300	Tempérament vital pondéré, expansif.
	Nature d'esprit gai, ouvert.
Rép + | rép.	Santé matérielle exubérante.
6 | 300	Sang vif.
	Tempérament violent, passionnel.
	État d'esprit énergique, emporté.
Rép. | rép. +	Santé résistante, nature nerveuse.
6 | 300	Tempérament actif, ayant de l'initiative.
	Esprit intelligent, élevé, prépondérant.

Rép. | rép., interprété dans ce sens, exige la constance dans la formule. Je ne parle pas des personnes variables chez lesquelles on peut l'observer à un moment avec l'interprétation qui la caractérise. Dans ce cas, l'épuisement se produit rapidement, et on constate alors le retour de la formule att. | att. ; la lame a usé le fourreau.

d) *Formule att. = rép.* (*vingt cas sur trois cents*). — Cette formule présente l'égalité entre l'attraction du corps vital et son extérioration (att. 5 = rép. 5). L'égalité d'humeur et de caractère ; c'est la formule à rechercher chez les neurasthéniés et les hypocondriaques. L'électricité et le double bain statique la donnent plus facilement; dans cette formule, représentée par l'égalité entre l'attraction et la répulsion, le corps fluidique présente le type du mouvement vital régulièrement transformé et équilibré, l'égalité d'âme.

Att. = rép. Santé corporelle régulière et habituelle.
Tempérament tranquille, égalité d'humeur et de caractère.
Nature d'esprit pondéré, équilibré.
Mens sana in corpore sano.

Formule rép. = att. (quatre cas sur trois cents). — La formule rép. | att., dans ses grandes lignes, indique le mouvement du corps vital vers le corps physique, la polarisation vers la vie chimique comme dans la croissance, dans la convalescence d'une maladie, dans les cas où les réfections matérielles ont lieu avec augmentation de poids. Elle peut par contre dépasser les limites et se traduire par de la congestion sanguine, de la fièvre; alors il y a exubérance des phénomènes de la vitalité viscérale, sanguine ou nutritive.

Rép. = att. Bonne santé matérielle, corporelle, convalescence, croissance.
4 | 300
Tempérament pondéré, développement physique, état d'esprit lourd peu actif.

II. — Mouvements du corps vital

Att. | rép., rép. | att. (quatre-vingt-huit cas sur trois cents)

Nous avons vu que, d'une part, par le côté droit de notre être, le corps vital présentait des rapports avec le corps matériel (âme animale), ses organes et son distributeur, le grand sympathique, et, d'autre part, par le côté gauche, avec l'esprit (âme humaine) et ses organes, cerveau, moelle, nerfs, muscles. Dans la plupart des formules observées, on voit l'attraction être le triple de la répulsion ; cette formule att. 3 | rép. 1 traduit un mouvement de la vitalité matérielle vers la vitalité psychique.

Il n'y a plus double état d'expansion ou d'attraction, mais bien mouvement animique de sa partie contingente au corps et à ses organes, vers le psychisme et ses organes. Le fluide vital sympathique se transforme en fluide neurique.

Att. + | rép. 43 | 300	Santé compromise, mais curable, dans un des organes, poumon, estomac, etc. Tempérament présentant encore du ressort. État d'esprit fatigué, mais suivi, réfléchi.
Att. | rép. + 11 | 300	Santé assez bonne. Tempérament décidé. État d'esprit, expansif, déterminé, dominante de la volonté, décision.

En résumé, la formule att. | rép. est celle du mouvement évolutif du corps vital ; rép. | att., celle du mouvement involutif.

Rép. + | att. 5 | 300	Santé congestive, fièvre sanguine. Tempérament fébrile, apoplectique. État d'esprit alourdi, voilé.
Rép. | att. + 5 | 300	Santé sujette aux mouvements du sang. Tempérament fatigué et impressionnable. État d'esprit fatigué, déprimé.

III. — Formule de déséquilibre, de névroses

Le corps vital ne se présente pas toujours avec une double manifestation attractive ou répulsive ; il se présente également avec des formules tronquées, qui semblent être, par rapport à la formule évolutive att. | rép., un mouvement arrêté ou condensé comme dans la formule att. | 0, ou un mouvement fini en éréthisme, comme dans la formule 0 | rép. On peut donc dire qu'il y a condensation attractive viscérale dans la formule att. 50 | 0, ou éréthisme expansif psychique dans la formule 0 | rép. 50, toutes deux névrosées. Ainsi qu'on a pu le voir dans le formulaire successif, ces formules s'observent dans le courant d'un traitement électrothérapique, mais leur apparition n'est que passagère et provoquée par le traitement; si elles sont constantes, leur interprétation doit être faite dans le sens dit.

Ces formules unilatérales sont des condensations de la vitalité viscérale de l'âme animale, des « esprits animaux », disaient les Anciens, ou des éréthismes de la vitalité psycho-neurique, du physique ou psychique suivant le côté observé.

La formule att. | 0, fréquemment observée (63 | 300), indique une condensation de la force de vie dans le système viscéral sur un de ses centres, et, par conséquent, une tension interne, sur un des IV systèmes organiques.

C'est une formule de recharge lorsqu'on l'observe au cours du traitement électrique. Lorsqu'elle se présente avec constance, elle indique un tempérament tendu, nerveux, hypocondriaque; c'est une formule de névrose viscérale et de déséquilibre qui demande à être modifiée par la friction statique opposée ou le double bain statique, de façon à changer att. | 0 en att. | rép., formule de transformation du corps vital et de pondération du tempérament, comme nous l'avons vu.

Je donne ici le tableau suivant :

Att. 5 | 0 Tempérament tendu ;
Att. 30 | 0 Hypocondrie, préoccupé ;
Att. 40 | 0 Angoisses, spasmes ;
0 | att. Formule rarement observée spontanément. On peut la considérer comme la formule de réfection psychique. On la rencontre après un fort épuisement psychique ; elle exprime l'aplatissement qui accompagne une décharge morale ou érotique ;
0 | rép. Formule assez fréquente, qu'on peut caractériser par
18 | 300 névrose d'activité psychique cérébrale ou musculaire, fièvre de mouvement, psycho-névrose.
Santé ordinaire.
Tempérament : Eréthisme psychique ou moteur.
État d'esprit agité, idées fixes.

La galvanisation descendante légère, mais prolongée, jointe à la suasion à l'état de veille est indiquée.

L'électro-suasion m'a donné de bons résultats dans le traitement des psycho-névroses, des manies modifiables.

Rép. | 0 Eréthisme sanguin rencontré plusieurs fois chez des rhumati-
11 | 300 sants à douleurs articulaires.
Exubérance du tempérament matériel.

IV. — Formule d'oscillation

Nous avons vu que l'hystérie est caractérisée par l'oscillation, le défaut de fixité et la variabilité de la formule, présentant des écarts soit du côté psychique, soit du côté physique.

Rappelons que la faradisation ramène ces formules à 0 | 0 et que l'aimantation fixe et soude la formule obtenue, en imprimant un cachet de persistance à la nouvelle personnalité animique.

En résumé, *la formule biométrique observée dans son allure, dans son sens, dans son chiffrage, est un vrai miroir reflétant les états, les mouvements, les équilibres ou déséquilibres du corps vital, dans ses do-*

maines physiques et psychiques, on comprend l'importance diagnostique qu'elle possède, ainsi que le genre de contrôle qu'elle offre dans le traitement électrothérapique des maladies dites nerveuses.

REPRODUCTION DE FORMULES

Je rapporte ici, comme preuves à l'appui de l'interprétation que je viens de donner aux formules précédentes, la reproduction de ces formules par la suggestion des états correspondants ci-dessus interprétés (3me *Méthode d'interprétation*).

Reproduction de att. | rép.

Mme X... Fatiguée, impressionnable.	AVANT HYPNOSE — Att. 10 | Att. 15	PENDANT HYPNOSE — Suggestion de calme et de force. 0 | 0 + Rép. 5	APRÈS — Att. 5 = Rép. 5
Dr B... Tendu.	Att. 5 | 0		Att. 5 | Att. 5

Interprétation : Mme X... a la formule de l'hypotension impressive att. 10 | att. 15, et est endormie par la pression oculaire et, dans le rapport magnétique, elle est suggérée de prendre du calme et de la force. Menée au biomètre dans cet état, sa formule est complètement changée : 0 | 0 + rép. 5. Réveillée complètement, elle se sent calme, forte, vivante, la formule est att. 5 = rép. 5, formule de tension pondérée et équilibrée.

Le Dr B..., tendu, un peu nerveux avant l'opération, att. 5 | 0, voit sa formule devenir calme, mais plus faible att. 5 | att. 5.

Reproduction de la formule 0 | 0

M. et Mme K..., gens inquiets, tendus, à cause de leur situation matérielle, jeunes époux, viennent me trouver. Le mari endort souvent sa femme, qui serait sujette à des crises extatiques.

Pour faire une expérience, je prie le mari d'endormir sa femme, et prends leurs tensions vitales avant l'opération et après.

M. K...	AVANT HYPNOSE — Att. 2 | 0	PENDANT LES PASSES AVEC LA MAIN DROITE — Rép. 5 | 0	APRÈS —
Mme K...	Att. 5 | 0	Rapport Att. 20 | Rép. 5	Réveil calme ; détendue 0 | 0

Nous voyons avant l'hypnose les époux contractés, nerveux, att. 2 | 0 pour le mari, att. 5 | 0 pour la femme, changer de formule pendant la période de rapport : M. K... devient expansif magnétique, rép. 5 | 0 ; Mme K... a la formule et une circulation fluidique de tension moyenne, att. 20 | rép. 5 ; à son réveil, suggérée d'être moins nerveuse, elle est calme, détendue 0 | 0.

Reproduction de la formule att. | rép.

M. Ch..., 13 ans.	AVANT	PENDANT	APRÈS
Enfant impoli, désobéissant ; énervé ; amené par sa mère pour être suggéré.	— 31 juillet 1891 Att. 35 | 0	— Léger sommeil hypnotique, suggestion simple. Être bon, obéissant, sage.	— Att. 10 | Rép. 12
Dr B...	Att. 20 | Rép. 10		Att. 10 | Rép. 5 Att. 10

Reproduction des formules att. | att., att. | rép. *et* rép. | att.

Ces expériences tendent, on le voit, à reproduire par la suggestion les états d'âme correspondant aux formules biométriques observées, pour vérifier l'exactitude de leur interprétation.

La formule att. | att. dans toutes mes communications a été considérée par moi comme la formule de la neurasthénie, de l'épuisement, de la fatigue, des maladies de l'appareil ganglionnaire viscéral. La formule biométrique de L. prise avant l'expérience était att. 20 | rép. 10.

Je lui suggère qu'elle a mal à l'estomac, qu'elle est fatiguée, épuisée, qu'elle a froid et souffre de coliques; elle se ratatine sur elle-même, son ventre crie, elle grelotte.

Elle présente alors sa main droite à l'appareil qui, en deux minutes, donne une attraction de 80 degrés. La main droite en attraction répond bien à l'idée, mainte fois confirmée par l'observation, d'une affection viscérale dont je lui suggère l'état animique.

Je résolus de voir si, en lui suggérant un état de débilité psychique, d'impressionnabilité nerveuse, de peur morale, la main gauche me donnerait une forte attraction, ainsi que je l'avais constaté dans ces états chez les malades.

En deux minutes je pus vérifier, ainsi que plusieurs personnes présentes à l'expérience, une attraction de 70 degrés et réaliser l'expression de la double débilité physique et morale par la formule att. 80 | att. 70.

Résumé : Formule normale éveillée : att. 20 | rép. 10
Suggérée, maladive triste : att. 80 | att. 70

Après avoir permis au sujet de se remettre de ses suggestions, de reprendre un peu de forces, je résolus de tenter l'obtention de la formule rép. | rép., formule de l'expansion, de la gaîté et de la force. Je lui suggère qu'elle est forte, pleine de vie et de santé, ce qu'elle traduit immédiatement par un mouvement général, comme si mes paroles lui infusaient une vitalité nouvelle; elle n'a plus froid, ne grelotte plus et semble rayonnante.

En deux minutes, la main droite donne une répulsion de 10 degrés. Je lui suggère qu'elle est pleine d'entrain, de gaîté, comme si elle avait bu un verre de champagne, prête à causer, à chanter, etc. Le corps vital devient expansif, la main gauche repousse de 5 degrés, et j'ai la formule d'expansion passionnelle rép. 10 | rép. 5.

A la fin de ces expériences faites pendant trois heures et dont une amena, comme on le verra plus loin, une crise assez sérieuse, je résolus de la calmer, de la mettre dans un état de bien-être, de calme, de repos physique et moral et, après quelques minutes de ce nouvel état créé, elle se trouve très bien au réveil, mais ayant faim.

Je constatai alors au biomètre la formule du mouvement vital vers le côté matériel rép. 9 | att. 10.

En dehors de la justesse d'interprétation donnée aux formules observées, on voit l'influence capitale de la volonté agissant sur le corps vital fluidique, sur l'âme d'une personne faible, à formule normale, mais à caractère sans fixité.

Le Verbe (Esprit parlé) alors va jusqu'à modifier l'âme physico-psychique du sujet que tour à tour il rend subjectivement malade ou bien portant.

Cette suggestion remue de fond en comble toute sa vitalité; il n'est pas de doute qu'avec la répétition du verbe, la cure ou la maladie de subjective ne devienne objective, du corps fluidique ne gagne le corps matériel.

On sait, du reste, combien de maladies matérielles de troubles nerveux ont leur point de départ dans des affections fluidiques de l'âme révélées désormais par la formule biométrique.

SCHÉMA DE L'ENORMON

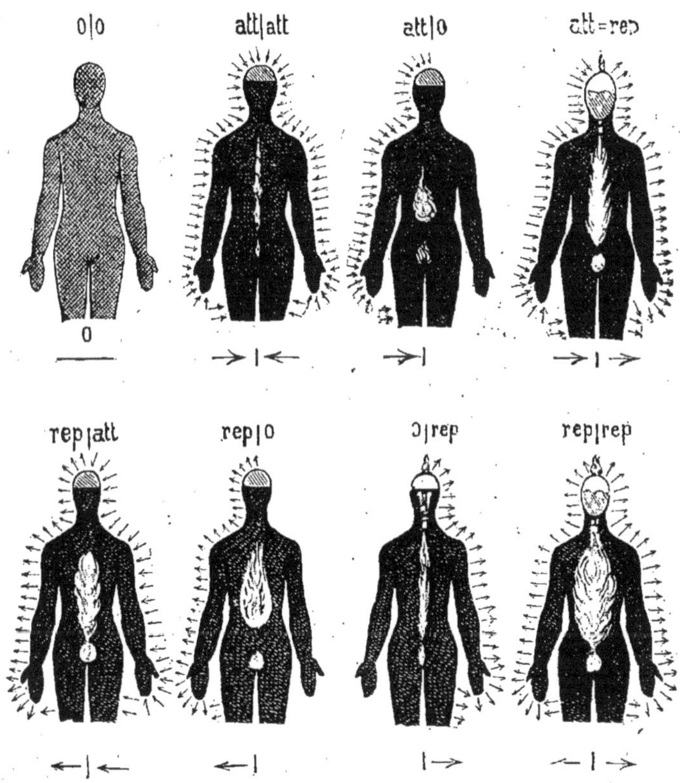

EXPLICATION

Figures schématiques, tendant à reproduire nos états, sens et mouvements animiques internes, *par rapport aux formules biométriques* externes, *enregistrées et interprétées.*

Il faut : 1° Lire la formule au-dessus de la figure.

2° Envisager la direction des flèches à droite et à gauche, intériorant de la force vitale ou extériorant de la force psychique. Le résumé du mouvement est au bas de la figure.

3° Concevoir intérieurement la force animique et tâcher de la rendre dans sa direction de sens, dans sa condensation aux quatre grands centres ou puissances animiques, cérébrale, pneumique, gastrique, génitale, ce qui est très difficile à faire par le dessin.

CHAPITRE XII

INFLUENCE DE L'ÉNERGIE ÉLECTRIQUE SUR LE CORPS VITAL ET MATÉRIEL
CHANGEMENT DE LA PERSONNALITÉ PHYSIQUE

Spiritus vitæ nutritur ab elemento ignis in quo quator elementa refulgent.
PARACELSE.

Le principe mouvement se manifeste à nous par des condensations principales : électricité, chaleur, lumière, magnétisme.
L. LUCAS.

CHAPITRE XII

APPLICATION MÉDICALE

Electrothérapie rationnellement employée, d'après les indications fournies par les formules biométriques du corps vital.

La formule biométrique donnant le chiffrage-diagnostic de la force vitale en nous, et la nature du tempérament, comme nous l'avons vu par les dix-sept formules-types, le médecin possède un élément d'une grande valeur tant au point de vue du *diagnostic que du contrôle*, puisqu'il peut lire sur un cadran les mouvements intimes de notre vitalité matérielle ou morale et en constater les perturbations.

A l'ensemble des symptômes observés, il peut joindre désormais la connaissance des dispositions animiques qui engendrent ces perturbations symptomatiques ou qui en découlent.

Pouvoir juger: 1° de l'état de la force en nous, soit en hypotension ou en hypertension ou en déséquilibre; 2° de son mode de distribution normalement tonalisé ou anormalement condensé sur un système au détriment d'un autre système; 3° pouvoir juger de ces états, interpréter les corrélations sympathiques ou réflectives à distance est, à coup sûr, d'une grande utilité diagnostique et thérapeutique. C'est un facteur de plus qui vient, parallèlement aux différents modes électrothérapiques à employer, exposer et interpréter les différents modes de la force vitale chez l'homme; il permet de grouper face à face, pour ainsi dire, la symptomatologie qui dénonce les troubles des organes, la formule biométrique qui en dévoile l'état et l'origine animique, enfin le mode plus spécial d'électricité qui y remédie.

De cette triple relation du symptôme, de la formule vitale et du mode d'électricité découle la méthode électrothérapique. Élément de diagnostic pour l'affection, élément de choix pour le mode électrothérapique, la formule est encore un élément de contrôle durant le traitement et de pronostic pour sa durée.

En résumé, je puis dire que dans les affections *sans lésions matérielles*, rapportées au système nerveux sous des noms différents tels que spasmodiques, neurasthéniques, hystériques, on a affaire à des perturbations primordiales fluidiques du corps vital, à des perturbations de la force vitale en nous, sont en *quantité* ou en *distribution* anormale, exagérée sur un centre, diminuée sur d'autres, inférieure ou exubérante, et peut-être en *nature* bonne ou mauvaise.

On constate également des scissions de tonalisation dans le corps vital; des rythmiques ou nouveaux centres anormaux se produisent, se fixent; ainsi un mode faussé dans l'être, une fonction d'à côté dans un système, se trouve établi, détruisant l'unité de la vie dans l'être entier ou dans un des systèmes cérébral, gastrique, génital.

Une simple sensation ou idée, faussement perçue, faussement conçue, devient le point de départ d'un faux mouvement animique d'un ειδολον entraînant le corps dans un sens anormal, et constitue une maladie animique qui, de subjective, deviendra objective, matérielle : ex. : affections, tumeurs hystériques. La formule biométrique permet de constater le dispositif animique, ses troubles fluidiques. Par elle tous les symptômes dynamo-matériels du système nerveux reçoivent le reflet lumineux du sens même de la vitalité interprétée, du diagnostic animique établi.

Connaissant la symptomatologie, connaissant la formule du corps vital, passons un coup d'œil rapide sur les différents modes de l'électricité médicalement employée.

Suivant les cas, j'ai été amené à user séparément ou successivement d'un ou de tous les modes électrothérapiques suivants, de telle façon qu'en une séance, pour arriver à une bonne transformation de formule et être assuré de sa persistance, j'ai employé successivement : 1° la galvanisation descendante ou ascendante pour rétablir l'équilibre dans la force mal distribuée ; 2° le courant faradique pour condenser ou, suivant le fil, épandre cette force ; 3° j'ai rechargé le corps vital par l'électricité statique ; 4° enfin, après cette dépolarisation, cette condensation, cette recharge, j'ai fixé le résultat acquis par une séance d'aimantation ; la formule ainsi obtenue est alors bonne et persistante ; une autre personnalité physique est créée, le malade se sent tout autre, sa formule l'exprime.

Ce n'est que peu à peu que j'ai pu arriver à ces degrés de précision qui demandent un ensemble d'appareils, un dispositif spécial d'instruments électriques en rapport avec l'effet recherché.

§ I. — *Installation électro-statique avec dispositifs spéciaux pour obtenir la transformation des formules biométriques anormales.*

Avant d'entrer dans les détails, je tiens à rapporter les résultats de l'emploi de la franklinisation sur notre corps vital.

Quel que soit le mode d'électricité statique, la force vitale de l'état d'hypotension tend à passer à l'état d'hypertension, c'est-à-dire, le corps vital de la formule att. | att. passer à att. | rép. et rép. | rép., de la débilité triste à la vigueur pondérée expansive ; l'intervention de l'électricité statique fournit aux *moyens* de l'âme psychique, elle donne au *système nerveux* ses fluides électro-neuriques. Le bain statique simple avec le temps produit ce résultat (voir plus loin un exemple).

Suivant les indications formulaires, on peut aller plus rapidement, en recourant à la douche statique, ou à l'inhalation de forces.

Un autre mode particulier de l'emploi statique, dû aux considérations biométriques est le double bain.

J'ai vu, dans une seule séance, les formules de mouvements arrêtés ou condensés en tension viscérale att. | 0, par exemple, passer en att. = rép., par le fait seul du double bain, le malade ayant le pied droit sur le tabouret positif, et le pied gauche sur le tabouret négatif.

Dans d'autres cas, suivant l'indication donnée par la formule prise au début, des frictions ou douches sur le point indiqué amènent l'équilibre au lieu du déséquilibre, et rendent normaux les états de la tension vitale en nous.

D'après ces observations, on voit l'intérêt qu'il y a à prendre la formule avant et au cours du traitement tant au point de vue diagnostic que comme contrôle du traitement.

J'ajoute que, dans les cas peu graves, il suffit de donner de la force soit calorique, lumineuse, électrique, magnétique, pour que le corps vital sache user et distribuer ces ressources au mieux de ses besoins d'après un principe intelligent; alors ça repart tout seul, sans effort; mais, toujours, il n'en est pas ainsi.

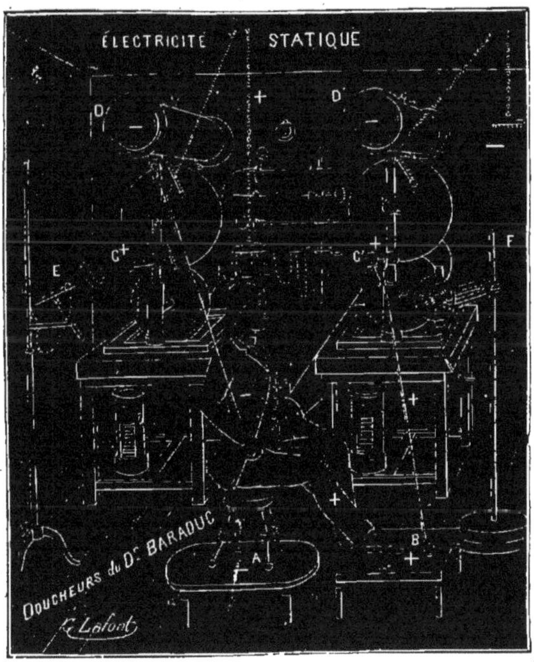

Dispositifs en rapport avec les états et mouvements de la faiblesse vitale, neurasthénie, débilité nerveuse, etc. *att.* | *att. Double attraction de la force de vie pour reconstituer le corps vital en hypotension n'ayant plus de capital-réserve-vie.*

Le bain statique, d'une durée d'un quart d'heure, amène des transformations dans la formule à mesure que le bain se prolonge, ce qui montre qu'il ne faut pas craindre de les donner longs, tout en contrôlant leurs effets.

Un exemple fera mieux comprendre.

Transformation de la formule biométrique par le bain simple, prise sur moi-même.

Dr B.	att. 10 | att. 10	fatigué, pondéré.
5 minutes de bains négatifs	att. 10 | att. 5	
5 minutes, en tout, 10 minutes.	0 | 0	
5 — — 15 —	att. 5 | att. 5	
5 — — 20 —	0 | 0	
5 — — 25 —	att. 5 | att. 5	
5 — — 30 —	0 | att. 5	
5 — — 35 —	att. 5 | 0	
5 — — 40 —	0 | att. 15	
5 — — 45 —	0 | rép. 2, att. 2	
5 — — 50 —	0 | rép. 2	

On voit la recharge du corps vital se refaire peu à peu en cinquante minutes ; toutes les cinq minutes, la formule accuse une diminution d'appel de forces, d'attraction cosmique, à mesure que la durée du bain se prolonge.

On constate la formule d'équilibre entre la force de vie et le corps vital 0 | 0, jusqu'à ce que les formules de recharge 0 | att. et att. | 0 fassent leur apparition; puis, elle cesse, pour faire place, ensuite, aux formules d'expansion, d'activité, besoin de se dépenser, 0 | rép. 2.

Att. 10 | att. 10, formulé de fatigue, de besoin de repos physique et moral en cinquante minutes de bain statique, passe à 0 | rép. 2, formule de mouvement, besoin de se dépenser, d'activité.

Il semble exister une différence entre le bain positif et le bain négatif; le positif convient surtout aux natures délicates.

En résumé, durant le traitement, lorsqu'on répète la prise des formules biométriques, on voit, à mesure que l'amélioration se produit, la formule biométrique se transformer, dans un sens dont voici le formulaire successif:

1°	2°	3°	4°	5°
att. | att.	att. | 0	0 | att.	0 | 0	att. | rep.
6°	7°	8°	9°	
rep. | att.	0 | rep.	rep. | 0	rep. | rep.	

Le côté remarquable, c'est qu'avec ces transformations de formules la personnalité matérielle d'abord, avec les *urines troubles*, morale ensuite, avec l'*expansion psychique*, se trouve modifiée.

L'appétit, la circulation, la marche, les forces se rétablissent, plus tard la gaîté, l'activité psychique, le vivre heureux. Le malade passe par une période d'*urines troubles*, de légère fièvre électrique qui brûle les produits mal élaborés, ou trop anciens, encrassant le sang, les humeurs. Le poids diminue, la vitalité matérielle est accrue ; les matériaux nouveaux sont vitalisés et mieux assimilés, l'expansion psychique se produit, la formule att. | rép. est alors atteinte. Il y a transformation vitale dans l'être ; le malade l'assure, la formule le montre. Une nouvelle personnalité à formule nouvelle est créée ; elle est définitivement établie, lorsqu'à une diminution de poids succède une formule d'expansion psychique, et qu'ensuite poids et formule expansive prennent une légère et progressive augmentation (voir tableau). On est alors en présence d'un nouvel homme qui a perdu d'abord de son poids, uriné ses vieux matériaux, dont le corps vital s'est modifié, comme l'indique la formule, et chez lequel l'esprit a fini par s'épandre : le changement de la personnalité physique a lieu le premier ; ce n'est qu'ultérieurement que le psychique est modifié : le contraire a lieu par la suggestion ; la personnalité psychique est changée la première, la physique en dernier ressort.

Dispositifs des mouvements vitaux arrêtés, déséquilibrés ou éréthisés.

0 | rep.	att. | 0	névroses
rep. | 0	0 | att.	

Je donne un double bain positif d'un côté du corps, négatif de l'autre, de telle sorte qu'après la séance la formule att. | 0 soit changée en att. | rép. ; des frictions sur le côté 0 dans un bain simple peuvent donner la même transformation.

Double bain dans le sens vertical le haut du corps positif, le bas négatif, ou réciproquement ; changement de formule biométrique.

3° *Douche cérébro-statique et douche statique.* — La douche cérébro-statique est le plus doux et un des meilleurs procédés d'électrothérapie cérébrale applicable aux migraine, fatigue et surmenage par le travail ou excès, dès que l'énergie cérébrale tend à décroître. Elle est fortifiante et sédative à la fois. — La personne est placée sur le tabouret négatif ; le doucheur abaissé à $0^m,05$ de la tête, la machine mise en mouvement : la partie marquée + reçoit une pluie d'électricité statique ; cette douche, très agréable, ne donne *ni étincelles ni commotion* ; c'est un puissant souffle, avec aigrettes multiples, que l'on envoie durant dix à quinze minutes tous les jours ou tous les deux jours; elle est fréquemment combinée avec la friction ou le peigne statique sur le

DOUCHE STATIQUE CÉRÉBRALE

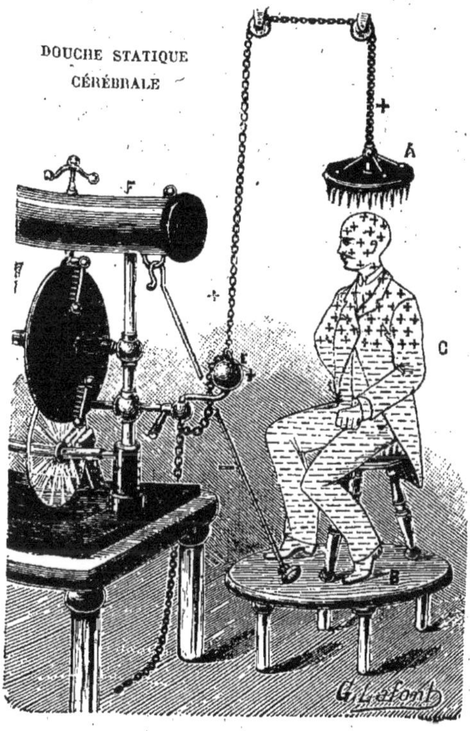

A. Doucheur statique positif.
B. Plateau négatif.
C. Ligne-limite de la douche.
E. Petit accumulateur positif.
F. Accumulateur négatif.

DOUCHE STATIQUE CÉRÉBRALE LUMINEUSE

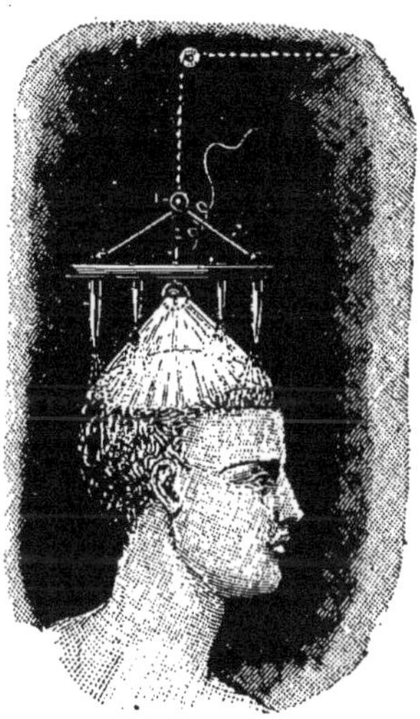

Douche cérébrale lumineuse. — La tête, le front, la nuque reçoivent des effluves statiques argentées avec lumière électrique (névralgies, migraines, irritation cérébrale).

reste du corps et constitue alors la douche statique générale: dix minutes; en humectant légèrement la boule d'ébonite on n'a plus d'étincelles, mais un vrai flot de fluide en contact direct avec le point du corps touché (*flot statique*).

Le *Synergique* est un appareil réunissant chaleur, lumière, électricité statique, aimantation, ozone en quantité suffisante à l'état naissant. Il est destiné à être appliqué sur les centres ou puissances du corps vital :

1° Au front (puissance psychique);

2° En aspiration cardio-pulmonaire (puissance pneumique);

3° Au creux épigastrique (puissance gastrique);

4° Au bas-ventre (puissance génitale).

A la tête, à l'épicrâne est appliquée la douche statique que j'ai créée, elle est employée avec succès par moi et par plusieurs médecins, entre autres le Dr Imbert de la Touche qui a formulé le traitement des céphalées, migraines nerveuses par sa longue application :

La douche frontale chaude, dans certaines migraines froides et dans la paralysie faciale *a frigore*, m'a donné de bons succès.

J'ai représenté plus haut la douche statique cérébrale lumineuse.

§ II. — *Inhalateur de forces. — Réfection de la puissance pneumique et cardiaque*

Pour redynamiser un sang altéré, ou d'une circulation lente, dans les maladies diathésiques constitutionnelles, les anémies graves, les scrofules à sang froid, etc. etc., l'aspiration de forces m'a donné de réels et rapides résultats. Voici un cas d'épuisement rapidement remis.

Clément, trente-cinq ans, très courbaturé après un voyage et un surmenage excessif.

Mai 1892,	4 h. soir....................	att. 85	att. 3
	5 h., aspire forces 10 m......	att. 45	0
	6 h. 1/4, aspire 10 m........	att. 20	0
	6 h. 1/2, aspire 10 m........	att. 12	rep. 8

La nuit est bonne; le lendemain, la formule de réfection de la force physique et psychique persiste : att. 14 | rép. 9.

Conclusion : en trente minutes d'aspiration de forces

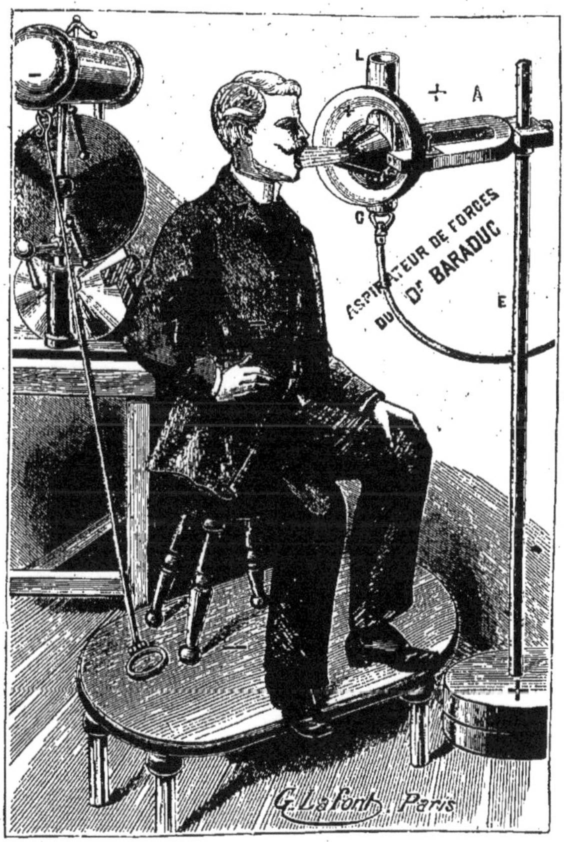

faite dans l'intervalle d'une heure et demie, la formule att. 85 | att. 3 est devenue att. 12 | rép. 8, c'est-à-dire d'hypotension vitale physique, et passée à un moyen vital normal évolutif, et y est resté, att. 14 | rép. 9.

Dans la dégénérescence alcoolique du cœur, j'ai pu rétablir les puissances vitales des centres cardio-pulmonaires, très compromises.

M. D..., alcoolique, delirium, teint hâve, feuille morte, oppression, pouls très mou, syncopal ; fatigue excessive. 134 liv. att. 80 | att. 15. Hypotension vitale et psychique.

Douche statique chaude cardiaque. Aspiration de forces.

Rép. 20 | att. 25, rép. 10 | att. 5, formule de réfection matérielle. Guéri. 140 liv. att. 5 | rép. 5.

L'inhalateur de forces est un revitalisant des appareils pulmonaire et cardiaque remarquable.

DOUCHE STATIQUE CHAUDE, STOMACALE

Pour la réfection de la puissance vitale du centre gastrique, je fais faire d'une façon quotidienne la douche chaude gastrique ; on donne à nu sur le creux épigastrique, durant quinze à vingt minutes, une vraie douche d'électricité statique chaude, dans les cas d'atonie stomacale, de constipation intestinale. Dans les dilatations sous-ombilicales, pour lesquelles j'employais la faradisation intra-stomacale, sans avoir renoncé à ce dernier mode qui agit plus vite, mais plus violemment aussi, et que je réserve à certains cas, j'ai eu la satisfaction de voir, sous l'influence de la douche gastrique, le mouvement et le tonisme gastriques revenir progressivement, comme l'intelligence de l'organe par son unique emploi se réveiller au point de vue chimique. Ici le mouvement électrique a suscité le mouvement vital chimique, disparu, croyait-on, à tout jamais.

NEURASTHÉNIE GASTRIQUE. — DILATATION DE L'ESTOMAC. — TRAITEMENT PAR LES DOUCHES ÉLECTRIQUES STATIQUES CHAUDES SUR L'ESTOMAC

Historique. — Il s'agit d'une observation écrite par le Dr F. de G., brésilien, âgé de quarante ans, de tempérament bilio-nerveux, habitant Rio-de-Janeiro depuis vingt-deux ans. Descendant de parents arthritiques, pendant sa deuxième enfance il a souffert de l'asthme,

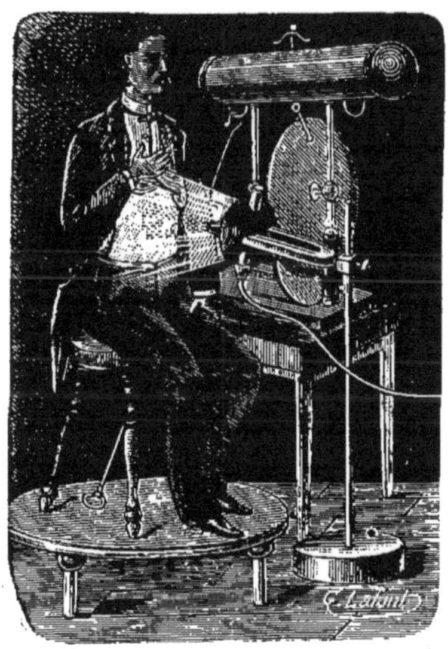

de fièvres intermittentes et d'angines catarrhales; aujourd'hui encore il est pris souvent de coryzas, avec réaction fébrile de vingt-quatre à quarante heures. Il a encore eu des eczémas secs dans la région sternale, qui ont, comme l'asthme, disparu sans aucun traitement. Pendant sa vie scolaire assez laborieuse, il eut à peu près une bonne santé. Deux ans après être entré dans l'exercice de la profession médicale, il y a dix ans, en conséquence d'une vie irrégulière, de préoccupations cérébrales, d'irrégularité dans l'heure des repas, il lui est survenu des troubles dyspeptiques caractérisés par : sensation de plénitude aussitôt après les repas, pyrosis, dégagement de gaz, salivation, tête lourde et douloureuse, surtout lorsqu'il buvait du vin, mangeait des fruits acides, prenait des aliments lourds ou très stimulants et épicés. Cet état morbide s'aggrava peu à peu avec l'apparition de désordres généraux tels que : vertiges, obnubilations, insomnies, cauchemars. Survinrent les vomissements soit le matin, soit pendant le travail de la digestion. Et ces derniers furent plus tard le seul soulagement passager pour les souffrances du malade. Ils étaient constitués non seulement par les substances alimentaires, mais aussi par un liquide jaune verdâtre, excessivement acide et d'odeur butyrique, liquide plus abondant le matin. Couché sur le dos, il sentait pendant la nuit, avec les mouvements du tronc, le clapotement indicateur de la dilatation de l'estomac (ectasie gastrique). La série de processus morbides, tant locaux que généraux, s'est toujours aggravée, malgré les différents traitements employés (les modificateurs généraux indirects tels que l'hydrothérapie, les bains de mer, le changement de climat, jusqu'aux préparations pharmaceutiques, telles que les alcalins, et enfin les modernes antiseptiques conseillés par Bouchard), malgré la soumission au régime alimentaire conseillé par Bouchard et Germain Sée. Découragé finalement et ne trouvant même pas de soulagement pour les crises aiguës de la maladie, empêché d'exercer ses fonctions de médecin civil et militaire à Rio, il s'est embarqué pour l'Europe et vint à Paris, où il s'est confié aux soins du Dr Baraduc.

État actuel. — 31 juillet 1892. La longue et pénible traversée de l'Atlantique lui a augmenté ses souffrances et le fait se présenter comme un sujet excessivement appauvri, véritable *organisme* de misère. C'est un anémique profond, d'une couleur terreuse, la physionomie abattue et triste, le regard sans expression, les cheveux secs, partageant l'anémie générale.

L'examen des différents systèmes et des fonctions de l'organisme a montré les *muscles* réduits, atrophiés, sièges de douleurs qui augmentent à la pression ou à l'exercice ; la *peau* sèche, sensible aux variations de température, présentant des zones d'hyperesthésie le long des muscles, des cuisses et des jambes. Il y a des contractions fibrillaires aux phalanges de la main, ce qui parfois lui rend l'écriture difficile.

Appareil de la digestion. — Les gencives et le voile du palais sont le siège d'aphtes qui s'exacerbent avec l'hyperacidité de l'estomac. La langue se montre rouge et avec les papilles hypertrophiées au bout et aux bords, et couverte d'une couche jaunâtre du centre vers la base.

Estomac. — Au décubitus dorsal, la percussion produit la sensation de douleur obtuse ; au toucher, on perçoit le déplacement des gaz et le clapotement caractéristique de la dilatation ; celle-ci s'étend jusqu'au-dessous de la cicatrice ombilicale et occupe les deux hypocondres. Les intestins sont aussi pleins de gaz et dans un état d'atonie produite non seulement par les désordres de l'estomac, mais encore par l'atonie ou débilité de l'organisme. Depuis deux ans il souffre de constipation, et les déjections sont indurées et entourées de catarrhes.

Le foie, la rate, les reins, la vessie sont normaux. L'urine laisse un sédiment blanc au fond du vase. Quoique concentrée, sa quantité est normale. L'analyse a révélé des traces d'albumine et la perte de quelques phosphates. Les appareils respiratoire et circulatoire sont normaux.

Désordres fonctionnels de l'estomac. — L'ingestion d'une quantité quelconque d'aliments solides ou liquides, une tasse de thé, de café, de lait, de bouillon ou de jus de viande provoque une série de souffrances caractérisées par une sensation d'angoisse, dyspnée allant jusqu'à l'orthopnée, malaise, ballonnement du ventre, formation de gaz l'empêchant de parler, lui rendant insupportable le moindre bruit, l'immobilisant sur son siège, l'empêchant de boire la moindre gorgée d'eau, dans la crainte d'augmenter la dyspnée. Il éprouvait une sorte de constriction à la gorge, les mouvements de la langue étaient plus difficiles. Il ne pouvait pas regarder en haut ni supporter une lumière vive. La conversation même à demi-voix lui paraissait trop haute et l'irritait. La voix était comme éteinte, la parole difficile, comme s'il était en collapsus. Il avait des bourdonnements aux oreilles, et sa mémoire ainsi que son intelligence devenaient confuses et alourdies. Il se sentait comme dans un lieu différent et enveloppé d'un brouillard. Il sentait les jugulaires injectées ; les carotides et les temporales lui battaient avec violence ; le cœur était agité, le pouls des radiales était fort fréquent et irrégulier (pouls de Corrigan) comme s'il se trouvait dans l'état d'asystolie cardiaque. En vain cherchait-il à vomir pour trouver un peu de soulagement, il n'avait pas la force de se lever de table ni d'introduire le tube Faucher ; la figure se congestionnait, les mains et les pieds devenaient froids et étaient pris d'un tremblement.

Pendant ces troubles locaux et généraux de l'innervation vaso-motrice qui duraient de cinquante à soixante-dix minutes, longues comme une éternité, il se sentait mourir au milieu d'atroces souffrances. La crise terminait avec le passage des aliments au duodénum, passage accompagné de la sensation de brûlure et de dégagement de gaz le long des intestins. Les abondantes éructations ne le soulageaient pas, la fermentation stomacale rendant continuelle la formation des gaz. Et aussitôt que ces souffrances diminuaient et que l'estomac se débarrassait, survenait l'impérieuse sensation de faim, la boulimie. En se mettant à table il était obligé de se déboutonner pour donner toute liberté à la dilatation. Pendant les repas, et même une heure et demie après, pour diminuer la sensation de barre sur l'estomac et pour ne pas peser sur sa paroi antérieure, il se conservait allongé, presque en décubitus dorsal. Il ne pouvait regarder en bas d'une grande hauteur, ni marcher sans vaciller sur une grande plaine, surtout la nuit. Une course d'une demi-heure, rester debout pendant dix ou quinze minutes le fatiguaient, sans parler des désordres nerveux produits par les ascensions (dyspnée, vertige, battements de cœur, phénomènes de névrose cardiaque, état nerveux de Bouchut, névropathie cérébro-cardiaque de Krishaber), conséquences de l'irritation du plexus cardiaque par le plexus solaire. Le matin, il se réveille courbaturé, épuisé, comme s'il avait fait un long voyage pendant la nuit, les membres endoloris comme s'il souffrait d'ostéomalacie, des névralgies le long des muscles, des zones d'hyperesthésie, contractures fibrillaires, etc. Comme *phénomènes réflexes* graves : du côté de la *vision*, obnubilation, des phénomènes congestifs vers les conjonctives oculaires, névralgies du globe oculaire, etc. Le soir, la flamme d'une bougie ou d'une lampe lui paraissait entourée d'une zone irisée. — *Audition :* Bourdonnement continuel, des sifflements quelquefois, sons de cloches dans le lointain, sensation de souffle dans les carotides, surtout à l'oreille droite. Pendant la nuit il lui était impossible de dormir autrement que sur le dos, et le sommeil était troublé par des cauchemars.

Dans la *région précordiale*, sensation de constriction, des battements de cœur, névralgie simulant *langine-pectoris*. Les battements augmentaient quand il montait un escalier ou subissait une émotion forte, joyeuse ou triste. Il sentait une douleur continuelle soit dans la région frontale droite, soit à la gauche, douleur nommée, par Levillain, casquet, et qui commence au réveil du malade et se prolonge pendant la journée.

État actuel ou améliorations obtenues en janvier, à la suite du traitement du Dr Baraduc. — Les améliorations dues au traitement du Dr Baraduc ont commencé d'une manière intermittente et assez lentement, mais depuis deux mois elles se sont accentuées uniformément. Elles ont commencé plus franchement à porter sur les phénomènes neurasthéniques et ensuite sur les désordres locaux de la digestion, c'est-à-dire en allant de la périphérie vers le centre, ce qui prouve le grand pouvoir thérapeutique de l'électricité dans le traitement des différentes sortes de neurasthénie. Après cela, des modifications plus importantes se sont manifestées du côté de l'estomac; c'est ainsi qu'il réagit plus énergiquement contre la maladie à l'occasion de l'ingestion des aliments, et que pendant la digestion le malade ne souffre plus de l'oppression, ni de la dyspnée, qu'il ne se déboutonne plus avant de s'asseoir à table, qu'il peut prendre une tasse de café après ses repas (avant, cela lui aggravait la dyspnée, comme un excitant du mésocéphale), n'a plus besoin de s'allonger quand il mange, peut causer, entendre des bruits pendant la digestion, etc. Il n'éprouve plus de boulimie. Les phénomènes neurasthéniques peuvent être considérés comme corrigés, reviennent rarement.

Les modifications de l'état général se manifestent aujourd'hui : par la *nutrition*, augmentation du poids (6 kilos gagnés en cinq mois) ; disparition des névralgies, des mialgies, des contractures fibrillaires, de l'hyperesthésie cutanée, de la fatigue, de la sensation de froid aux extrémités. Le malade peut marcher une ou deux heures, rester debout une heure sans se fatiguer ; il peut monter sans dyspnée ni fatigue. La courbature a disparu. La constipation diminue ; la tympanite intestinale est moins accentuée. La congestion des conjonctives oculaires n'existe plus. Les bourdonnements aux oreilles sont très rares. Il n'y a presque pas de migraine, ainsi que de *casquet*. La mémoire s'éclaircit, se réveille plus forte, portant même sur des faits depuis longtemps oubliés. L'intelligence est plus aigue et plus vive. Il a plus de courage pour la vie. Comme preuve de plus grande résistance physique, il a subi des opérations qu'un dentiste lui a faites dans la bouche. Dernièrement, quand il marche, son corps cherche naturellement la position verticale, différente de l'attitude penchée qu'il avait depuis trois ou quatre ans. Il supporte mieux les longues nuits d'hiver, ainsi que les jours sombres et nuageux qui lui augmentaient tant l'hypocondrie.

De toute la longue, compliquée et ancienne série de processus morbides, ce qui reste finalement est le foyer ou centre primitif de la maladie. Le malade ne fait pas une question capitale de la dilatation, croyant que celle-ci n'est qu'une conséquence. Les troubles principaux et locaux sont très atténués, sinon entièrement supprimés; la neurasthénie (et avec elle les troubles généraux) a disparu. Il faut remarquer qu'il s'agit d'un cas très grave, chronique, complexe, d'un des plus difficiles problèmes que la clinique se propose de résoudre, et très intéressant sous les points de vue de ses manifestations, de sa marche et de son traitement. Il s'agit d'une maladie qui a attaqué non seulement le viscère le plus important de l'économie, mais qui a encore atteint des organes plus importants comme le cerveau, par des phénomènes réflexes. A elle seule, la neurasthénie symptomatique, très rebelle, exigeait une patience et une clairvoyance d'un professionnel sage, savant et avisé. Qu'on ajoute à cela la difficulté de soigner un malade dont l'estomac ne supportait aucune quantité d'aliments solides ni liquides, et l'on arrivera à la conclusion que le résultat obtenu par le traitement adopté constitue un triomphe éclatant pour l'électricité, qui ouvre sans doute une nouvelle voie à la clinique thérapeutique dans un avenir prochain.

Si pour le traitement des neurasthénies sa valeur thérapeutique est suffisamment établie, plus grande sera encore son efficacité dans le traitement des maladies de l'estomac, et cela surtout pour les malheureux qui ne peuvent souffrir le moindre aliment dans l'estomac, et moins encore les drogues, qui constituent encore des éléments de fermentation (toxines de Bouchard), et se verraient ainsi réduits à mourir d'inanition, cachexie, autoïnfection, après avoir essayé de se nourrir au moyen de lavements, etc. etc.

La gloire de cette application de l'électricité revient donc au Dr Baraduc en même temps que la gratitude de ceux qui souffrent.

Traitement, pendant six mois, douche chaude, statique stomacale tous les deux jours, 50 pointes de feu tous les huit jours, repas fractionnés, farine avoine pancréatine Defresne. 90 livres, att. 15 | att. 10; att. 5 = rép. 5, 106 livres à la fin du traitement.

Réflexions. — La lecture de la présente observation à peu près complète éveille dans l'esprit du médecin clinicien une série de réflexions, dont nous détacherons quelques phrases intéressantes, indépendantes d'autres appartenant au domaine de la pathologie interne. Comme on voit, il s'agit d'une maladie chronique qui, ayant commencé par des désordres dyspeptiques, s'aggrava peu à peu, produisant des désordres locaux graves et variés (catarrhe et dilatation gastriques), se compliquant plus tard d'autres processus morbides (neurasthénie, anémie), constituant chacun une entité morbide, à son tour difficile de traitement. La maigreur et l'état anémique auxquels dernièrement était arrivé le malade ont contribué pour l'état de *misère organique*.

Dans un cas pareil, quel que soit le traitement à suivre, il faut avant tout nourrir le malade. Quel devrait être le régime alimentaire? Devrait-on suivre celui conseillé par Bouchard ou Germain Sée? Le malade, en rappelant les toxines de Bouchard, ses théories sur l'autoïnfection, essaya le naphtol, adopta les repas rares, mais en vain; adopta le régime de Germain Sée, et, malgré les inconvénients de celui-ci (les résidus des repas fréquents), le supporta mieux et l'observe encore aujourd'hui. L'irritabilité de l'estomac était si forte que l'ingestion de quelques centigrammes de bicarbonate de soude amenait des crises dyspeptiques et gastralgiques. C'est dans cet état qu'il embrassa le traitement institué par le distingué Dr Baraduc. Et ainsi, lentement et graduellement, des améliorations légères sont apparues, qui, en commençant par l'atténuation des désordres généraux, ont atteint jusqu'aux locaux (en diminuant les crises), modifiant le chimisme stomacal. Et à présent, au sixième mois de traitement, les améliorations persistent, le malade continuant à suivre le même régime alimentaire et observant le même traitement. Nous sommes, pourtant, obligé d'attribuer ces résultats magnifiques à l'intervention rationnelle de l'électricité. Et cette unité thérapeutique a obtenu des résultats complexes, que la polypharmacie, associée à des modifications générales (hydrothérapie, massage, bains de mer, climat, etc.), n'a pas obtenus. Et, si l'on considère que le malade est un de ces cas où le médecin se trouve presque dans l'impossibilité d'administrer des médicaments, car son action de contact dans la cavité gastrique provoque des crises, n'est-ce pas l'occasion de remarquer l'intervention opportune et hautement salutaire de l'électricité comme un vrai triomphe pour la thérapeutique moderne? Ici elle joua un rôle brillant, car, appliquée graduellement et rationnellement, agissant simultanément, apaisant l'innervation générale, tonifiant l'organisme, elle a donné l'énergie à l'estomac et a remplacé les préparations pharmaceutiques.

Dr Faustino de G.

Paris, 22 janvier 1893.

La puissance animique de l'estomac a été rétablie par

la douche chaude gastrique, ainsi que l'indique le passage de la formule biométrique de att. 15 | att. 10 à att. 5 | rép. 5, et partant le fonctionnement organique, moteur et secteur de l'estomac dilaté.

FORCE VITALE ET FARADISATION ASSOCIÉES

J'ai voulu me rendre compte des transformations que la faradisation déterminait sur les personnes présentant des formules hypotensives, et, bien que je n'aie pas poussé les recherches aussi loin pour la faradisation que

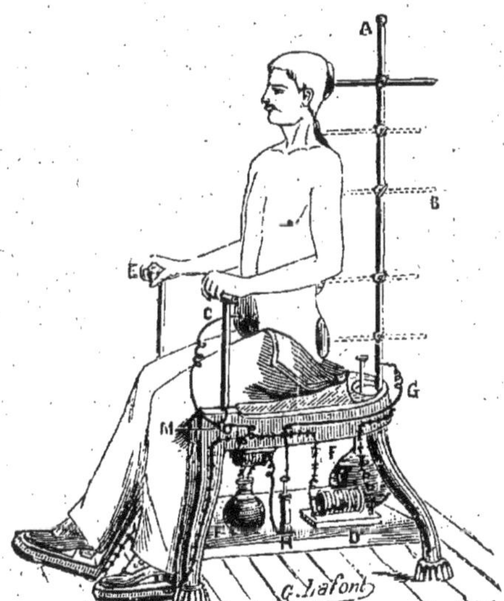

Fauteuil faradique pour la faradisation généralisée.

pour la statique, j'ai pu constater souvent que la formule att. | att., après une séance assez longue, devenait 0 | 0 au lieu de prendre le caractère expansif att. | rép. ou rép. | rép. de la statique. Il y a là une donnée très importante au point de vue du traitement des tempéraments impressifs, mobiles, capricieux et présentant des oscillations biométriques marquées. Je crois alors qu'il vaut mieux employer la faradisation générale que la statique comme moyen de blindage, de façon à arrêter tous ces mouvements vitaux dépondérés dans leur mesure ou dans leur direction, de façon à leur imprimer un caractère de stabilité, d'indifférence à tout ce qui les faisait vibrer auparavant, à les souder au corps matériel.

1° La *faradisation générale* se pratique ou par la méthode de Beard et Roxwell ou par le fauteuil électrique que j'ai fait construire, pour donner un *bain faradique sec.* Cet appareil permet, en plus, de localiser l'action faradique sur tel ou tel point ; il comprend deux dispositifs électriques. *Un inférieur*, marqué par le pointillé des fils, alimenté par une grosse pile au bichromate, à zinc graduable, avec bobine assez forte, fil fin ; ce dispositif se termine aux deux plaques de cuivre des pédales : elles sont assez puissantes pour pénétrer des chaussures légèrement mouillées et donnent un vrai bain de pied électrique sec qui réchauffe, fortifie les membres inférieurs, tout en exerçant une action vraiment dérivative.

EXPÉRIENCES

FORCE VITALE ET ÉLECTRICITÉ ASSOCIÉES

1° Avec un courant galvanique de 4 à 5 milliampères, durant deux minutes, le pôle + dans la main gauche, le pôle — dans la main droite, le courant galvanique traverse le corps de la main gauche à la main droite, en sens inverse du courant vital.

L'aiguille est attirée de 20 à 25, c'est-à-dire 5 degrés, att. 5, et repoussée ensuite de 15 degrés ; sensation de gêne générale.

2° Le courant galvanique est dirigé de la main droite à la main gauche.

L'aiguille est repoussée par la main gauche de 75 degrés.

Sensation agréable et rétablissement, mieux général. — On voit donc que, lorsque le courant galvanique suit

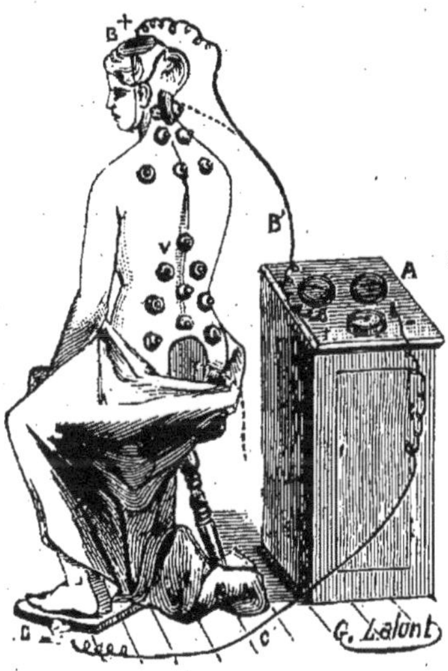

Galvanisation médullaire et ventouses (Maladies de la moelle).

la direction du mouvement vital de *droite à gauche*, il y a une déviation beaucoup plus considérable de l'aiguille en répulsion gauche. On constate, de plus, que la pointe de l'aiguille présentée en face du creux stomacal se transporte alors de 75 degrés à gauche dans le sens vital expansif.

Lorsque le courant galvanique va de gauche à droite, il détermine des oscillations, un malaise ; lorsque le courant galvanique et le mouvement vital sont dans le même sens, on éprouve, au contraire, une sensation de bien général.

3° La *galvanisation générale* appliquée à faible dose peut rétablir l'équilibre dans des états anormalement produits entre nos organes, par une polarisation nouvelle et normale de la force vitale.

Il est, en tout cas, absolument nécessaire, après l'idée que l'on s'est faite sur la nature diathésique ou le tempérament vital d'un malade, de procéder doucement et progressivement à son égard.

L'application de ces données permet une thérapeutique électrique *rationnelle*, puisqu'elle est modulée suivant les besoins et adaptée aux tempéraments ; c'est elle qui donne les cures observées, et gare des mécomptes de l'*électrisation quand même*.

Ainsi disparaît cette crainte d'énerver les malades qui souvent ont fait, disent-ils, de l'électricité et racontent en avoir été fort péniblement impressionnés. Ce sont les mêmes qui restent tout étonnés de ressentir les effets toniques et calmants d'une *électrothérapie appropriée*.

Cette médication dynamique s'allie très bien à la méthode *alcaloïdo-chimique*, également graduable comme elle ; j'ajoute, pour ma part, à ces deux méthodes, la rénutrition organique jugée utile après examen urinaire, et crois à l'*homœotrophie organique* par les liquides d'organes *associés* à l'électrothérapie de façon à employer force et matière appropriées.

La galvanisation générale se pratique avec un appareil à courants continus avec galvanomètre de 50 m. environ Chardin. Le pôle *plantaire* est une galette ou une plaque, ou un bain de pied; le pôle *supérieur* est un gâteau mis nu au front, à la nuque, au dos. Le courant est établi progressivement. La lecture du galvanomètre indique le débit. — Dans les congestions cérébro-médullaires, le courant est descendant : 5 mil. au front, 10 à la nuque, 15 à 25 à la moelle durant cinq à quinze minutes. Le courant ascendant est réservé aux atrophies médullaires sclérotiques, à la chorée et à l'anémie névralgique de la moelle.

Il doit être employé très prudemment sur le cerveau et à faible dose, et graduellement sans chocs.

Cette figure représente, en outre, une application de ventouses vésicantes dans le traitement des congestions cérébro-médullaires, divisées en deux groupes : le supérieur cérébro-cervical, l'inférieur dorso-lombaire (traitement Baraduc père).

4° *Bain par l'aimant*. — La force de l'aimant pénètre les corps situés dans son champ magnétique. C'est un mode spécial de l'*Énergie* en rapport avec la *phase de sédation et de réparation* de nos organes ; c'est un médicament dynamique *de recharge vitale* (voir exp.) propre à une catégorie définie de tempéraments variables ou d'états nerveux, protéïques. Pour les femmes, il convient aux âmes folles, grandes, impressionnables, sensitives, aux hystériques ; pour les hommes, aux surmenés par excès de fatigue ou de travail, en un mot dans tous les cas où le système nerveux trop impressif a été trop vivement ébranlé et a besoin de recouvrer son calme et son énergie, sa fixité. L'aimantation chez les impressifs épuisés augmente la force de résistance des centres nerveux aux incitations périphériques déprimantes d'ordre physique ou moral. Le potentiel vital est accru avec une sensation de force, de calme, de légèreté que les malades expriment par le mot de rafraîchissement. L'aimant *fixe* le mouvement vital et agit sur l'assimilation réfectrice du corps humain trop ébranlé ; après la séance électrothérapique, un énorme aimant fixe la nouvelle formule animique obtenue, par son application sur la puissance animique affaiblie.

Aimantation cérébrale. Armature cranienne. — 2° L'armature crânienne que j'ai fait construire se compose d'une série d'aimants en cercles : aimant frontal, pariétal, occipital et cérébelleux, dont les pôles hétéronomes se font vis-à-vis sans contact : c'est un vrai bain magnétique que je fais prendre au cerveau, général ou partiel, suivant indication. Il s'applique à jeun, après repos ou fatigue, surtout le soir avant le sommeil durant une heure ou moins suivant la susceptibilité individuelle;

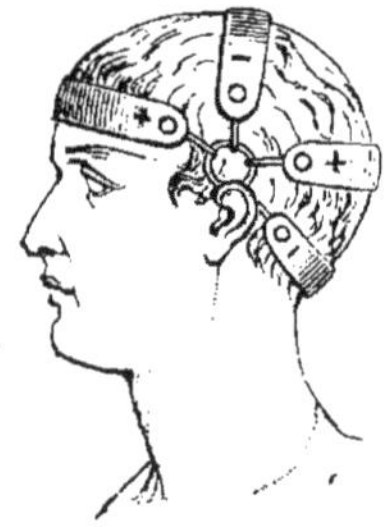

Neurasthénie cérébrale.

l'effet est une propension au calme le jour, au sommeil la nuit. Après la séance, le malade se sent, comme au réveil, frais, dispos et plein d'une énergie psychique nouvelle ; c'est un tonique de la pensée, qui pourrait cependant aller jusqu'à la lourdeur, le vertige et l'excitation si la durée de la séance était trop prolongée. La congestion cérébrale en contre-indique l'usage.

Pour les personnes impressionnables, à idées mobiles, il se produit à la longue une sorte de concentration de la pensée qui gagne en puissance ce qu'elle a perdu en extérioration multiple :

BAIN NOCTURNE MAGNÉTIQUE. — Chez les grandes sensitives neurasthéniques alitées, l'emploi du bain magnétique nocturne consistant en quatre petits aimants appliqués aux membres produit les mêmes effets. Appliquée aux personnes hypnotisées, l'armature crânienne semble fixer encore plus énergiquement la suggestion produite, comme il résulte de quelques expériences que j'ai faites à cet égard.

FORCE VITALE ET AIMANTATION ASSOCIÉES

La main droite tenant la ligne neutre d'un aimant courbe, en deux minutes le pôle — repousse de 20, le pôle + repousse de 15. La main gauche avec le même dispositif à gauche de l'aiguille, le pôle + attire de 15, le pôle — attire de 15. On a donc la formule :

m. d.	m. g...	rep. 20	att. 15 pour P —
rep.	att.....	rep. 5	att. 30 pour P +

Comme critique de l'expérience, la main droite seule sans aimant est présentée au côté droit de l'aiguille et donne rép., 5, la main gauche seule à gauche att. 25. Avec ou après l'aimantation la formule rép. | att. est donc observée. Si l'on porte, en forme de couronne, sur la tête, une ceinture formée de cent petits aimants, on observe les phénomènes suivants :

Le 12 septembre 1892, à la suite de fatigues de chasse, m. d. att. 30 | m. g. att. 20. Je place l'aimant sur la tête qui ressent une lourdeur calme, pesante ; au bout de trois minutes, formule 0 | 0 ; trois minutes après avoir ôté les mains l'une après l'autre, on observe à droite la formule : rép. 5; à gauche : att. 5.

Résumé de l'observation

— Neuf heures du matin	att. 30 | att. 20
— Mise de l'aimant sur la tête, sensation de lourdeur.	0 | 0
— Mains ôtées	rep. 5 | att. 5
— Quinze minutes après l'aimantation	rep. 20 | att. 5

Ainsi deux minutes d'aimantation crânienne ont transformé la formule de fatigue et de dépression att. 30 | att. 20 en une formule (0 | 0) de calme et de repos, qui, trois minutes après, en continuant à observer spontanément, s'est changée en une formule de réfection organique (rép. 5 | att. 5), laquelle a augmenté et persiste un quart d'heure après (rép. 20 | att. 5).

Le 13 septembre, repos, douches, éponge, aimantation.

Méditation élevée	att. 5 | rep. 15
quelques craq[ts].	⟶
Deux minutes couronne aimant sur la tête.	att. 10 | rep. 5
	⟶
Deux minutes après mains ôtées	rep. 5 | att. 10
	⟵
Deux minutes couronne gardée mains remises.	rep. 5 | rep. 5

RÉSUMÉ DES MODES D'ACTION ÉLECTROTHÉRAPIQUES SUR LE CORPS VITAL FLUIDIQUE, PHYSIQUE ET PSYCHIQUE

Les différents modes d'électrothérapie ont une action commune sur le corps vital ; elle constitue le *médicament aliment* de sa propre force (1) ; ils s'associent, comme nous l'avons vu, au mouvement de la force vitale et aident par leur dynamisme aux phénomènes nutritifs, assimilation et déassimilation de la vitalité inconsciente végétative (âme physique), ainsi qu'à la vitalité consciente psychique (âme psychique), dont elle facilite

(1) L'esprit de vie est nourri par les quatre éléments qui se trouvent dans l'*ignis*, dit Paracelse, c'est-à-dire chaleur, lumière, électricité, magnétisme.

l'expansion. Chaque mode présente, de plus, une action plus spéciale, relative à la nature de son dynamisme ; ce qui tend à faire préférer dans un cas donné tel mode à tel autre.

1° La *statique*, par son caractère de tension, permet d'obtenir plus facilement les formules att. | rép. et rép. | rép., qui indiquent une expansion du corps vital vers le psychisme, avec mise en jeu fonctionnelle de ses organes cérébro-spinaux ;

2° La *faradisation* présente un caractère de condensation, de soudure dynamo-organique et donne souvent la formule d'équilibre et d'inactivité animique 0 | 0. C'est pour ces motifs que l'âme folle des hystériques s'en trouve bien ;

3° L'*aimantation* a un caractère plus en rapport avec la vie matérielle, la réfection, la sédation, l'assimilation. Elle fixe le corps vital en mouvement involutif rép. | att., et convient peu aux congestifs, beaucoup aux surmenés, aux convalescents ;

4° L'*électricité des orages*, comme la statique, extériore le corps vital qu'il épuise rép. | rép. ;

5° La méditation réfléchie, la décision voulue, l'auto-verbe, l'*auto-suggestion* sont évolutives, c'est-à-dire qu'elles s'accompagnent d'une formule att. | rép. + qui exprime l'état d'âme évoluant de la vie matérielle vers la spiritualité, prête à se communiquer.

Dans ces conditions, on voit que, l'électrothérapie, prudemment mesurée, tend à aider au principe vie, à réveiller par son propre dynamisme, l'intelligence organique assoupie ; il est donc utile dans de nombreux cas de consulter la formule biométrique pour respecter ou aider un mouvement vital normal, ou transformer un état anormal, att. | 0 par exemple, en att. = rép.

ÉVOLUTION DE FORMULES PENDANT LE TRAITEMENT ÉLECTROTHÉRAPIQUE

I. — AMAIGRISSEMENT DU CORPS MATÉRIEL. — EXPANSION DU CORPS PSYCHIQUE VITAL

M. Bat....	60 ans. Catarrhe bronchique.	130 livres. att. 30 | rep. 5	Aspiration d'hydrogémine et douche chaude gastrique.	124 livres. att. 8 | rep. 5	Amélioration du catarrhe et de la constipation.	Corps matériel amaigri de 6 livres. Corps vital : gain 22 unités vitales.
Mme Vassel.	22 ans. Dilatation stomacale. Chute ovarienne. Triste.	110 livres. att. 5 | 0	Douche chaude stomacale.	108 livres. 0 | rep. 5	Gaie. — Digère.	C. M. amaigri de 2 livres. C. V. : gain 7 unités vitales.
Mme Lahem.	45 ans. Catarrhe bronchique. Alcoolique.	150 livres. att. 15 | rep. 5	Douches chaudes stomacales. Ne boit que de l'eau.	146 livres. 147 — 146 — 0 | rep. 10 att. 12 | rep. 12	Guérie.	C. M. amaigri de 4 livres. C. V. : gain 10 unités vitales.
M. Prod....	30 ans. Atonie stomacale.	150 livres. 0 | 0	Douches chaudes stomacales. Gouttes gastriques.	146 livres. rep. 5 | rep. 10	Guéri.	C. M. amaigri de 4 livres. C. V. : gain 15 unités vitales.
Mme Bon...	Paralysie anale.	110 livres. att. 15 | rep. 5	Traitement électrique complexe.	108 livres. att. 10 | rep. 5	Bien.	C. M. amaigri de 2 livres. C. V. : gain 5 unités vitales.
Mme Schart.	Perforation nasale.	126 livres. att. 5 | att. 10	Aspiration de forces.	112 livres. rep. 3 | rep. 5	Bien.	C. M. amaigri de 14 livres. C. V. : gain 23 unités vitales.

II. — AMAIGRISSEMENT DURANT LE TRAITEMENT AVEC EXPANSION PSYCHIQUE SUIVI D'UN ENGRAISSEMENT CORPOREL AVEC PERSISTANCE DE L'EXPANSION ET ÉQUILIBRE ULTÉRIEUR PHYSIQUE ET PSYCHIQUE

							APRÈS LE TRAITEMENT
M. Klot....	28 ans. Dilatation stomacale. Amaigrissement. Tendu.	136 livres. att. 5 | 0	Douche chaude stomacale.	133 livres. 0 | rep. 5	Guéri.	C. M. amaigri de 3 livres. C. V.: gain 10 unités vitales.	135 livres. att. 5 | rep. 5 Corps vital refait
Mme Bo....	Dilatation stomacale. Constipation. Très amaigrie.	130 livres. att. 5 | rep. 15	Douche chaude stomacale.	143 livres. rep. 10 | att. 20 145 — att. 5 | rep. 5 162 — att. 5 | rep. 5	Guérie.	C. M. augmenté de 13 livres. C. V.: gain 10 unités vitales. Equilibre.	Corps vital refait
M. de G....	Dilatation stomacale. Neurasthénie 3e degré.	98 livres. att. 15 | att. 10	Douche chaude stomacale.	att. 5 | 0 105 livres. 0 | rep. 5 106 — 0 | 0 106 — att. 5 | rep. 5	Bien.	C. M. augmenté de 12 livres. C. V.: gain 35 unités vitales.	Corps vital refait

CHANGEMENT
DE LA PERSONNALITÉ MORALE ET PHYSIQUE
ÉLECTRO-SUASION

DE L'ÉLECTRICITÉ APPLIQUÉE SIMULTANÉMENT AVEC LA SUGGESTION A L'ÉTAT DE VEILLE

Le sommeil hypnotique répugne à bien des personnes; aussi ai-je cherché dans le traitement de certaines manies, idées fixes, psycho-pathies passionnelles, à tourner la difficulté en associant la suggestion à l'état de veille, au courant galvano-cérébral descendant.

Il semble que le courant descendant modifie la polarisation de nos idées en dépolarisant nos propres tensions nerveuses, tandis que la suggestion persuasive vient prendre la place des idées emportées par le courant électrique, tout au moins modifiées dans leur substratum anatomique.

Mme D..., 30 ans, perd son enfant en deux jours, du croup. Obsession triste, idée persistante de sa fille oppressée par le poids de la terro qui la recouvre. Insomnie. Impressionnabilité.	118 livres. Att. 5 | Att. 10	Courants continus cérébro-gastriques avec suggestion. Se sent, dit-elle, tout ensorcelée, et ne pense plus constamment à sa fille. Peut dormir.	114 livres. Att. 10 | Rép. 10
		L'hallucination de la pensée s'efface, elle devient calme.	114 livres. 0 | 0
		Elle reprend sa vie active et n'a plus aucun phénomène.	Att. 5 | Rép. 10

On voit à la fois se produire l'amélioration de la formule fluidique, la disparition des obsessions et l'amaigrissement du corps chimique.

L'hallucination de la pensée s'efface, elle devient calme : 0 | 0, 114 livres, reprend sa vie active, n'a plus aucun phénomène : att. 5 | rép. 10.

On constate simultanément l'amélioration de la formule biométrique, la disparition des obsessions et l'amaigrissement du corps chimique, dans cette observation où le verbe et la force électrique ont été ensemble employés l'une portant et canalisant pour ainsi dire l'autre, pour permettre l'expansion psychique.

CHAPITRE XIII

CONTACT FLUIDIQUE
L'INFLUENCE DU VERBE (ESPRIT, INTELLIGENCE, PARLÉS) SUR LE CORPS FLUIDIQUE, L'AME
CHANGEMENT DE LA PERSONNALITÉ PSYCHIQUE
L'AUTO-SUGGESTION, L'AUTO-VERBE

In principio Verbum. (Avant tout existait le Verbe.)

Saint JEAN.

L'âme se voit elle-même ; elle se façonne comme elle veut être. Quel usage fais-je aujourd'hui de mon âme?

MARC-AURÈLE.

CHAPITRE XIII

BIOMÉTRIE ET HYPNOTISME

La biométrie donnant la formule de la tension vitale, et chiffrant les phénomènes d'attraction et d'expansion de notre corps vital, il était intéressant de savoir :

1° A quelles formules correspondaient les états de crédulité et de suggestion facilement obtenus ;

2° Si, dans l'hypnose pure, où toute action de radiation de l'hypnotiseur vers l'hypnotisé est niée en dehors de la parole, il existait une modification dans la tension vitale des deux êtres en présence.....

Chez les personnes que j'ai hypnotisées dans ce but, la formule att. | att., c'est-à-dire la formule de l'hypotension vitale, de l'impressivité physique et morale, a été observée et le résultat facilement obtenu ; c'est, je crois, la vraie formule de la suggestivité facile.

La formule att. | 0, formule de la tension nerveuse, de la névrose, de l'hypocondrie, a été également observée, et l'hypno-suggestion moins facilement obtenue.

J'insiste d'une façon spéciale sur la donnée suivante capitale, qui peut se résumer ainsi.

A l'état de rapport dit magnétique, il n'y a pas seulement extériorisation *sonnante* de la parole chez l'hypnotiseur, mais encore il y a verbe, c'est-à-dire extérioration psychique exprimée, *volonté parlée,* réception et assimilation du verbe, de la suggestion émise, pour l'hypnotisé ; en même temps, on remarque une modification dans la formule biométrique des deux personnes en présence ; dans un sens d'expansion et de diminution, pour l'hypnotiseur, ce qui expliquerait la légère fatigue observée, dans un sens d'amélioration, de calme et de force pour l'hypnotisé. Il existerait donc, en tout état de chose, un contact, une sorte de fusion fluidique des deux êtres que le mot de rapport traduit sans l'interpréter scientifiquement, comme le font les modifications de formules. J'ajouterai qu'il résulte de ce contact une transformation dans les deux corps vitaux en présence.

Voici quelques exemples à ce sujet.

M. et Mme K..., gens inquiets, tendus à cause de leur situation matérielle, jeunes époux, viennent me trouver. Le mari endort souvent sa femme, qui serait sujette à des crises extatiques. Pour faire une expérience, je prie le mari d'endormir sa femme, et prends leur tension vitale avant l'opération.

M. K...	AVANT HYPNOSE —	PENDANT LES PASSES AVEC LA MAIN DROITE —	APRÈS —
	Att. 2 | 0	Rép. 5 | 0	
Mme K...	Att. 5 | 0	Rapport Att. 20 | Rép. 5	Réveil calme ; détente 0 | 0

Nous voyons avant l'hypnose les époux tendus, contractés, nerveux : att. 2 | 0 pour le mari, att. 5 | 0 pour la femme, changer de formule pendant la période de rapport : M. K..., de contracté, devient émissif ; rép. 5 | 0 ;

Mme K... prend de la force et une circulation fluidique de tension moyenne : att. 20 | rép. 5. A son réveil, après ordre, suggérée d'être moins nerveuse, elle est calme, détendue : 0 | 0.

C'est un exemple très net de la volonté exprimée, du verbe.

Mme X... Fatiguée, impressionnable.	AVANT HYPNOSE — Att. 10 | Att. 15	PENDANT HYPNOSE — Suggestion de calme et de force 0 | 0 + Rép. 5	APRÈS — Att. 5 | Rép. 5
Dr B..., tendu	Att. 5 | 0		Att. 5 | Att. 5

Interprétation. — Mme X... a la formule de l'hypotension impressive : att. 10 | att. 15, est endormie par la pression oculaire et dans le rapport magnétique est suggérée de prendre *du calme* 0 | 0 et de la force 0 | 0, 0 | rép. 5 ; l'équilibre au réveil s'ensuit att. 5 | rép. 5, tandis que le Dr B... passe à une formule de faiblesse pondérée du fait de l'émission de son verbe extériorant avec lui une partie du corps vital psychique. La tension de l'âme vitale inconsciente att. 5 | 0 est devenue att. 5 | att. 5, formule de faiblesse pondérée de l'âme consciente, ayant par un effort de son activité psychique fait passer le corps fluidique de Mme X... de la formule de débilité impressive att. 10 | att. 15 à la formule de calme 0 | 0, de force active 0 | rép. 5 et d'équilibre tonalisé au réveil att. 5 = rép. 5.

On ne peut fournir un exemple plus net de l'influence de l'esprit exprimé du verbe sur le corps fluidique, sur l'âme qu'il transforme.

M. Ch..., 13 ans.	AVANT	PENDANT	APRÈS
Enfant impoli, désobéissant; énervé; amené par sa mère pour être suggéré.	31 juillet 1891 Att. 35 | 0	Léger sommeil hypnotique, suggestion simple.	Att. 40 | Rép. 12
Dr B...	Att. 20 | Rép. 10		Att. 10 | Rép. 5 Att. 10

Interprétation. — Sous l'influence purement suggestive, « dormez, soyez calme, raisonnable et travailleur, » de la formule-névrose att. 35 | 0, l'enfant passe à la formule plus normale att. 40 | rép. 12.

Avant la séance ma formule était att. 20 | rép. 10, de tension moyenne. Bien que je n'aie cherché à produire qu'une sédation de l'esprit énervé et une bonne direction morale, j'ai vu ma tension vitale baisser et devenir oscillante, att. 10 | rép. 5, du fait du verbe, c'est-à-dire de ma volonté émise, mon corps vital a fait une perte, fluidique.

2 août M. Ch...	AVANT	PENDANT	APRÈS
Amélioré, présente la formule moyenne.	Att. 20 | Rép. 5	Hypnose complète, rapport, suggestion énergique. Main droite appuyée sur le front.	Att. 35 | Att. 10
Dr B...	Att. 10 | Att. 10		Rép. 15 | Att. 5

Interprétation. — En deux séances séparées, l'enfant énervé att. 35 | 0 est arrivé à une formule d'impressionnabilité, de crédulité att. 35 | att. 10 et est resté sous l'influence du nouvel état psychique poli, obéissant; plus tard il prend la formule 0 | 0 et continue à être bon élève et me témoigne de la sympathie. Pour moi, je suis passé de la formule att. 10 | att. 10, un peu faible, à une formule de tension modérée ; par le fait de l'énergie mise dans ma suggestion rép. 15 | att. 5, ma formule est changée, la main droite en contact avec le front repousse de 15 degrés. L'exemple est double, il y a non seulement émission volontaire avec déperdition fluidique, mais encore soustraction du fluide de l'enfant par contact corporel de la main.

Autre exemple : Mlle Elo.

AVANT		APRÈS
Att. 20 | Att. 5	Hypnose et suggestion de calme.	0 | 0

J'arrête ici ces exemples de suggestion et d'hypnose et veux simplement rapporter le cas suivant de contact fluidique avec résultat thérapeutique.

Mlle C..., congestion hépatique par aménorrhée, impressive ovarienne droite, doit refaire un traitement qui lui a déjà réussi par la faradisation ovaro-hépatique, lorsque je ne la vois revenir qu'au bout de quinze ou vingt jours complètement rétablie, après ses époques, le foie ayant ses dimensions normales. Très étonné, je lui demandai qui l'avait soignée. Elle me répondit, en toute sincérité : « Personne ; seulement Mat..., une ancienne demoiselle de compagnie, est revenue et a partagé mon lit pendant quinze jours. » Je pensais de suite aux échanges fluidiques qui sont très remarquables à constater chez certains conjoints, et priai les deux jeunes filles de venir ensemble pour prendre leur tension vitale. Toutes deux, maladives avant cette cohabitation, étaient bien portantes depuis et présentaient cette singulière formule :

	M. D.		M. G.
Mlle M.........	Att. 5 | 0	Mlle C.........	0 | Rép. 5

de telle façon que la main droite de Mlle M... attirait la force de vie, de la même quantité que la main gauche de Mlle C... épandait du fluide humain.

Le côté gauche de M... était en rapport avec le côté droit malade de C... qui fut guérie par ce contact. Les tensions vitales des deux personnes se fusionnaient en une seule formule :

Att. 5 pour M... guérisseur
Rép. 5 pour C... guérie.

Mlle M... avait exercé autrefois une influence magnétique sur la jeune fille, ce qui aide à comprendre le mécanisme et la possibilité de cette cure fluidique.

Des cas de ce genre sont bien connus des magnétiseurs ; mais jamais ils n'avaient été interprétés avec preuve à l'appui. Par contre, la cohabitation entre gens d'âge trop différent est dangereuse ; et je soupçonne fort les névroses produites, par imitation, dit-on, de l'être, en réalité, par contagion nerveuse ; vraie transmission fluidique maladive, la folie est, on le sait, très contagieuse de l'homme à l'homme et peut-être aux animaux.

Je rapporte ici un exemple d'auto-suggestion vésanique :

Thurel, ouvrier suisse, obsédé-aliéné, vient à Paris pour faire éclaircir son cas. Il est tourmenté par un prisonnier imaginaire de la Kasba, Louis Noir, et possède ainsi une double personnalité : lorsqu'il est lui, raisonnable, travailleur, désirant éclairer sa situation, sa formule est att. 25 | rép. 30 et il parle doucement avec logique ; lorsque Louis Noir arrive, il parle par sa bouche d'une façon saccadée : « Com-me ce-la et ne veut pas de re-cher-ches ; » sa formule devient att. 10 | rép. 25 ; c'est la deuxième personnalité. Somatiquement, Louis Noir-Thurel ne sont qu'un, ils ont des bourdonnements ;

fluidiquement ils sont deux : Thurel réfléchi (att. 25 | rép. 30), Louis Noir taquin qui l'agite (att. 10 | rép. 25).

Le corps vital est mis en relief par les effets curatifs du contact fluidique, où les bons effets sont attribués à la chaleur animale ou humaine, comme dans le cas de MM[lles] C... et M..., à l'imposition des mains, comme chez le petit Ch... et les toucheurs orientaux.

C'est le versement magnétique d'un grand méconnu Mesmer.

Mais il ressort des expériences faites sans contact un grand enseignement avec les conséquences, qui en découlent, l'influence, qu'exerce le verbe, la volonté nettement exprimée, sur un corps vital flottant indécis, déficient. La formule biométrique traduit l'amélioration du corps vital récepteur, ayant puisé une vertu nouvelle, tandis que la faiblesse de la formule indique celle du corps fluidique émetteur, qui a perdu une partie de sa force psychique. Là encore l'intelligence dirige la force et soulève la matière.

La foi qui sauve, « Faith-healing, » est encore une preuve de la puissance de l'esprit. Spinoza guérissait ses migraines par la volonté ; sainte Thérèse, ses crises par la prière. M. le professeur Charcot a, du reste, établi nettement l'influence du psychisme en pensant qu'à Lourdes, suivant la malade, la piscine, le sanctuaire, la foi en la Vierge guérissait les affections hystériformes ; car suivant l'expression du Mage : « Le miracle gît dans le miraculé. » Pour ma part, j'ai envoyé à Lourdes deux malades à nature hystérique que je n'avais pu guérir, une pleine de foi, l'autre croyante, mais peu convaincue.

Toutes deux sont revenues sans amélioration matérielle notable, le corps n'a pas été remis, mais la maladie morale, l'état d'âme, a été complètement modifié. La désespérance a été remplacée par l'espérance d'un mieux peut-être possible, et surtout par une résignation pleine de douceur et de foi, vraie cure morale de « Faith-healting », de cette foi qui sauve, de l'auto-verbe en soi ou de la grâce du Verbe sur soi.

Paracelse avait déjà dit : « L'âme purifiée par la prière tombe sur les corps comme la foudre ; elle chasse les ténèbres qui les enveloppent, et les pénètre intimement. »

CINQUIÈME PARTIE

CHAPITRE XIV

CONCLUSIONS

L'âme est le principe de vie.
ARISTOTE.

Le corps vivant est une création et une habitude de l'âme.
A. BERTRAND.

En l'homme, il y a trois sortes de vie : animale, humaine, divine.
MAINE DE BIRAN.

CHAPITRE XIV

CONCLUSIONS

En dehors des substances *chimiques*, solides, liquides, ou gazeuses, en dehors des *modes connus de l'énergie* qui pénètrent le corps et en élaborent la charpente matérielle, l'homme est pénétré d'une *force de vie supérieure* aux forces connues, supérieure par son *activité*, *son intelligence ;* elle est en harmonieux échange avec notre propre force vitale qu'elle entretient, et intervient dans la constitution de notre *corps vital fluidique*, *âme humaine*. Cette force supérieure est *la force de vie universelle*, « *Spiritus Vitæ* » de Paracelse.

Par son contact intime avec l'esprit et la matière, par les prédominances psychiques ou physiques qui en résultent, elle fait le tempérament vital, la personnalité de chacun.....

Dans l'ensemble des forces qui nous entourent, il en existe d'absolument inférieures, brutales, définies ou à l'état libre, les unes avides d'adaptation, les autres plus ou moins adaptées, c'est-à-dire plus ou moins intelligentiées, jusqu'aux intelligences supérieures qui forment des êtres réellement à part.

Le degré d'intelligence dans une force ou dans un

mouvement constitue le degré de supériorité de la substance ou de l'être qui possède ce mouvement.

L'homme, intelligence supérieure, est rattaché au plan des forces qui l'entourent par la force de vie universelle ; elle entretient en lui ce corps fluidique dont l'existence a toujours été admise, mais non démontrée, comme je viens de le faire, par le chiffrage-diagnostic possible des états d'âme ;

Enormon d'Hippocrate ;

Corps astral des mages ;

Perisprit des spirites ;

Corps glorieux de l'Eglise ;

Corps éthéré de la Grèce, lumineux de Pythagore.

Je l'ai baptisé du nom de *corps vital fluidique*, puisque son rôle est capital dans notre vitalité. L'âme est le principe de vie, a dit Aristote.

En effet, par sa systématisation organique sur le grand sympathique, il régit, conserve, anime le corps matériel et reproduit la forme de la cellule comme celle de l'homme. Par sa systématisation cérébro-spinale, il constitue le sens intime, *Sensorium commune ;* il est en rapport avec l'esprit qui le guide, l'épand.

Il est le côté physique attractif *matériel*, d'une part, et *super-matériel* expansif, d'autre part, de notre existence.

Comme le corps chimique est alimenté par des substances chimiques, de même le corps vital se nourrit de la force de vie (mouvement libre atomique adapté) ; ses mouvements attractifs et répulsifs sont interprétés par la biométrie.

La formule biométrique par son allure, par son sens, est donc un vrai miroir d'état d'âme qui ne peut tromper ; notre corps vital, en effet, constitué par du mouvement libre, adapté et tonalisé en harmonieux échange avec la force vitale cosmique, détermine par ses propres mouvements *intimes*, des modifications dans le mouvement atomique *périphérique*, et les chiffre par le déplacement attractif ou répulsif de l'aiguille, en dehors de tout contact matériel.

La formule indique en nous les états de notre corps fluidique en hypotension ou hypertension, les transformations que subissent ces états. Le sens de ces transformations nous montre la nature matérielle ou psychique qui prédomine en nous avec les conséquences qui en découlent au physique comme au moral; en un mot, elle établit la nature intime de notre tempérament vital, l'état dit d'âme.

Comme conclusion, on voit qu'il existe, entre le corps matériel et l'esprit, un double de nous-même, corps fluidique soudé à la matière comme à l'esprit, lien entre le chimisme et le spiritualisme, l'Ame; elle permet d'interpréter notre vitalité dans ses deux modes psychique et physique par la lecture de ses propres mouvements expansifs à la main gauche et attractifs à la main droite.

En résumé : 1° la démonstration de la force de vie cosmique, que, par une série d'expériences, j'ai pu isoler des modes de l'énergie connus et qualifier de mouvement libre atomique, primordial, portant en lui une intelligente adaptation; 2° la démonstration et la constitution du corps fluidique vital; 3° l'interprétation de son tempérament; 4° le chiffrage-diagnostic de la formule biométrique qui exprime le tempérament vital, la nature et le sens intime de chacun forment un ensemble de découvertes du plus haut intérêt, je crois, pour le philosophe, et d'une importance capitale pour le *diagnostic* des affections névropathiques.

Quant à l'influence suggestive..... En dehors de la

justesse d'interprétation donnée aux formules observées, par les précédentes expériences, on a vu la prépondérance capitale de la volonté agissant sur le corps vital d'autrui à l'état d'hypotension ou de défaut de fixité sur une âme faible. Le *Verbe* va jusqu'à modifier la vitalité viscérale et psychique du sujet que tour à tour il rend subjectivement malade ou bien portant ; pas de doute qu'avec la répétition du Verbe la cure ou la maladie de subjective ne devienne objective, ne passe du corps fluidique, de l'âme au corps matériel ; on sait, du reste, combien de maladies matérielles, de troubles nerveux ont leur point de départ dans des affections fluidiques de l'âme, personnelles ou provoquées.

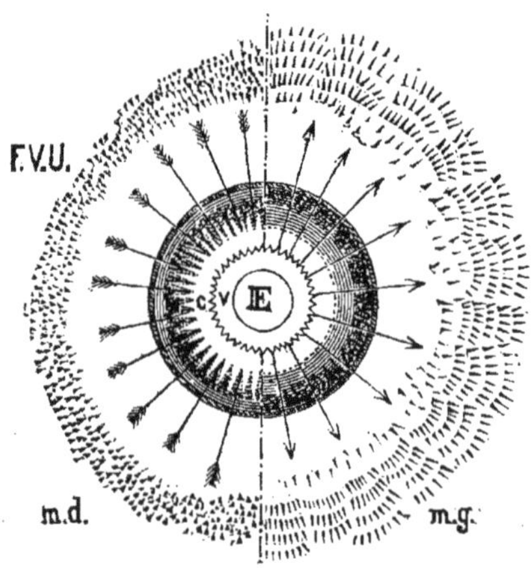

F. V. U. Force de vie universelle.
F. H. P. Fluide humain psychique.
M. Corps matériel.
C. V. Corps fluidique vital (âme).
E. Esprit.

RÉSUMÉ GÉNÉRAL

MANIFESTATIONS DE L'HOMME, SYNTHÈSE D'ESPRIT, DE FORCE VITALE ET DE MATIÈRE

È ESPRIT, INTELLIGENCE.... Etre réel, constant, incarné, se manifestant par l'inspiration, l'innéité des idées.

V.-C. V. PSYCHIQUE.

AME

CORPS VITAL FLUIDIQUE.

C-C. V. PHYSIQUE...

Ame psychique. — Synthèse de l'esprit et de la force psychique (corps vital psychique qui se manifeste directement, *per se*, par son action sur la force de vie cosmique, surtout expansive.

(Biométrie, main gauche.)

L'âme, durant l'existence, par l'intermédiaire de ses instruments matériels organiques (cerveau, moelle, muscles) manifeste son intelligence, sa volonté, sa sensibilité, son sens intime. Son moyen est le fluide électroneurique (expériences de Tarchanoff).

L'esprit pénètre donc > son corps vital psychique qui ⋊ pénètre et est pénétré par le corps vital physique.

Ame physique. — Partie du corps vital fluidique inhérente au corps matériel, constituée par le *principe vie cosmique*, agissant par elle-même ou sous l'impulsion de la partie psychique du corps vital.

L'âme physique matérielle se manifeste directement par son mouvement, principalement attractif, harmonieusement adapté avec la force de vie universelle dont elle procède.

(Biométrie, main droite.)

Son organe matériel systématique est le système ganglionnaire, son mode est basé sur l'homologie organique, son moyen le fluide sympathique.

M CORPS MATÉRIEL...... Est contenu dans le corps vital fluidique qui l'anime, le développe, et lui donne la forme; il est pénétré par le rayonnement de l'âme vers la force de vie universelle.

Les modes de l'énergie sont ses agents.

Le mouvement matériel électro-chimique se manifeste par ses réactions, échanges nutritifs, l'analyse, le poids, le microscope, le thermomètre.

Son organe est le système vasculaire, cœur, vaisseaux; son moyen est le sang.

Le corps fluidique vital est l'âme physico-psychique ; *physique pour la vie matérielle, l'instinct créateur* auto-conscient, psychique relativement à notre moral, âme responsable de son libre arbitre, omni-consciente-appercipiente.

L'esprit pur dégagé de toute substanceestre latif à un autre plan de l'individualité, qui n'est pas ici abordé...

Ici-bas le corps vivant est une génération cellulaire continue par l'âme en évolution ou involution.

att. | rép. : rép. | att.

Vivants (corps matériel, corps fluidique, esprit) nous sommes dans cette vie.

Morts (corps fluidique, esprit), nous sommes dans une autre existence.

A notre époque, les études hyperphysiques ont été poussées assez loin pour affirmer cette vérité, en dehors de sa foi ou d'une religion, et oser cet essai de psycho-philosophie expérimentale.

CHAPITRE XV

CONSIDÉRATIONS PHILOSOPHIQUES

> Nous sentons, éprouvons que nous sommes éternels.
>
> SPINOZA.
>
> Platon, je ne te vois plus;..... je voudrais t'entendre encore;...... je suis plus près de Dieu que des hommes.
>
> SOCRATE mourant.
>
> Après l'esprit de vie..... l'esprit de LUMIÈRE.
>
> ARIS.

CHAPITRE XV

CONSIDÉRATIONS PHILOSOPHIQUES

De ce fait expérimentalement établi, qu'il existe intimement lié à notre corps matériel qu'il anime, un corps fluidique, son double animique, principe de vie en nous, *notre âme* présentant des mouvements intelligemment dirigés vers la matière ou l'esprit, on peut *voir* la force vitale qui anime et agite cette matière par l'enregistrement des mouvements qu'elle lui imprime, et *entrevoir* l'intelligence qui pénètre et guide cette force vitale par le degré d'intelligence mis en jeu et le sens qu'elle imprime à notre vitalité tout entière.

Au point de vue *physique*, c'est la première fois qu'on fait rentrer dans son domaine une force non aveugle ou brutale présentant par elle-même un caractère d'intellectualité, force exprimant, par ses propres mouvements enregistrables, des états spéciaux dits *d'âme*, comme l'expansion dans la gaîté, la contraction dans la tristesse.

L'attraction physique et l'extérioration psychique, dans leurs manifestations traduites par une formule spéciale, sont bien tranchées par leurs mouvements respectifs.

Au point de vue *dynamique*, la démonstration des phénomènes à distance est faite, un mouvement peut se produire sans contact; si le vide chimique n'existe pas, témoin le quatrième état de la matière, le vide dynamique n'existe pas plus, l'espace est rempli d'une force subtile atomique qui unit et pénètre tout, de telle sorte que, par elle, les corps se touchent entre eux, comme par elle aussi, sont en contact les molécules de ces mêmes corps.

La distance n'est plus comme séparation. Cette force, non seulement est contingente à tout et pénétrante de tout, mais encore elle anime et conserve. Comme Mesmer, Leibnitz l'affirme :

« L'espace est une abstraction, c'est un ordre de coexistence comme le temps est un ordre de successions, pas de vide, point d'intervalle entre les êtres, point de limites à leur nombre et à leur durée; partout la force, partout la continuité, partout l'infini (1). »

Pour les hommes, du contact rapproché de leurs corps fluidiques naissent des influences reconnues de tout temps, dites magnétiques, sympathiques, où antipathiques, restées inexplicables où le déterminisme provient du plus fort. On peut, en effet, donner de son sang comme transfuser sa force vitale; de ces données découle, avec quelques lois, le magnétisme actuel.

Du contact éloigné pour certaines spiritualités personnelles, naissent les phénomènes de télépathie par l'intermédiaire d'un agent *unique*, la force de vie universelle.

Comme *corps de doctrine*, le médiateur de Descartes, l'Enormon d'Hippocrate, démontré expérimentalement,

(1) LEIBNITZ, *Documents (Revue des Deux Mondes)*.

recule les prétentions du matérialisme à tout mener et ouvre les confins de la spiritualité en découvrant de l'intelligence en dehors de la matière et de l'énergie, dans un simple mouvement.

Ces études prouvent que la force extrinsèque agite la masse qu'elle anime; il suffit en effet de donner de l'énergie électrique à la personne en hypotension vitale, présentant la formule att. | att. pour redynamiser sa chair et épandre son âme; sa personnalité entière est modifiée en mieux ; par contre, on électriserait en vain un cadavre sans le revitaliser, après le départ de l'âme-vie.

De même, une joie, un état moral heureux et, mieux, une méditation, une élévation d'esprit, comme une suggestion, peuvent avoir assez de puissance sur nous pour modifier l'âme, le corps vital psychique, et agir en conséquence sur ses organes matériels. Ainsi font : la foi qui sauve, la prière qui élève, la suggestion qui ordonne.

L'esprit humain entrevu, l'intelligence directement manifestée, le corps vital fluidique démontré, l'âme chiffrée, le corps matériel imprégné d'une force supérieure, principe de vie, la force vitale séparée des modes de l'énergie et introduite dans le domaine de la physique, permettent, en vérité, une plus grande compréhension de soi-même et préparent un large cadre pour les études futures.

On pourrait peut-être aller plus loin et *vouloir savoir*, comme saint Augustin demandant à Dieu de le connaître et de se connaître lui-même, en s'écriant : *Noverim te, noverim me;* mais ce n'est point ici le cas.

Si, toutefois, on groupe les faits ; que d'eux on remonte aux causes, puis aux principes, on pourra, je pense, constituer trois entités, principes ou plans : la *matière*, la *force vitale*, l'*intelligence*, séparés ou réunis.

Séparés, suivant la conception du sage hindou, ils ne sont rien ; réunis, ils sont vivants et déterminent un *ens*, une existence ; le degré d'intelligence constitue la hiérarchie dans ces êtres.

En recherchant leurs influences réciproques, on pourra montrer que tout se touche dans la nature parturiante, *non facit saltus ;* tout s'impressionne ou s'anime ; dans cet ordre d'animation universelle, étant admises, d'une part, les trois unités principes, et, d'autre part, ayant pu chiffrer le mouvement vital et en dégager le côté d'intellectualité qui le guide, je crois, dis-je, pouvoir résumer ma pensée par ces mots d'une application générale et affirmer que : l'*intelligence détermine le mouvement qui entraîne et concrète la matière.*

La force vitale est de l'intelligence, du mouvement libre, de la matière primordiale, combinés de façon à adapter, créer, répéter et détruire ; elle se manifeste à nous par le côté physique de son mouvement, l'attraction et la répulsion de l'aiguille. La vie, telle que nous pouvons la comprendre, est un principe actif et intelligent qui peut s'interpréter dans ses manifestations par ses propres mouvements d'attraction ou de répulsion (phases de Spencer, jours et nuits de Brahma). L'homme terrestre est constitué par l'union de son corps matériel (nephesh), de son corps vital ou âme (ruach), et de l'esprit (neschamah). Chez la femme l'âme passionnelle (ruach) serait exubérante, et l'esprit réservé à l'homme d'après le *Sépher Bereschith* de Moïse.

La maladie est définie par la phrase de Paracelse :

« Là où l'esprit de vie n'est plus, là se trouve le mal. *Ubi defuerit spiritus vitæ, ibi morbus.* »

Quant à l'existence de l'homme, elle est à l'heure actuelle toute remplie de *circumfusis;* l'homme a une manière d'être, en dehors de lui, et non lui.

Les conséquences du verbe d'autrui par la suggestion sont tellement puissantes que cet homme *tout dehors* devient l'instrument d'un simple courant d'idées sans point de départ précis ; un courant d'air l'enrhume, un courant d'idées l'engoue ; pas de résistance personnelle, pas d'unité physique et morale.

Au lieu de subir toutes les conditions périphériques, physiques et morales, avec la seule pensée de s'en garer, de s'y opposer ou de s'y habituer par des moyens extrinsèques, il devrait concentrer toute sa force vitale principalement sur sa spiritualité, pour y soumettre les termes de son existence.

Par l'exercice intrinsèque de sa personnalité psychique, il serait à même de diriger son âme vitale et, partant, de régler son corps matériel comme le conseille Marc-Aurèle et l'enseignent les vers dorés de Pythagore.

L'antiquité prétendait savoir utiliser et capter cette âme du monde, cet esprit de vie qui faisait les patriarches vieux et les mages puissants...... C'est établir un essai de critique historique que de différencier d'avec les modes de l'énergie utilisés des temps présents la force de vie mise à profit par les temps kaldéens.

Pour l'esprit, l'âme est comme un vêtement intime, la chemise, et le corps humain, un manteau extérieur. Chemise et manteau sont traversés par les rayons caloriques du corps de l'homme, qui leur donne une certaine température.

De même, l'esprit pénètre, traverse l'âme vitale et le corps matériel qu'il possède ; il les englobe dans son rayonnement et leur communique non un degré d'énergie thermique, mais une somme de mouvement expansif et d'intelligence hiérarchiquement mesurée aux systèmes organiques, suivant qu'il les veut plus ou moins élevés.

La mort semble produite par une rupture du corps vital à la ligne brisée du schéma, avec phase excessive d'extérioration du principe vie rapidement ou progressivement effectuée, et persistance de la formule 0/0.

La vie nous pénètre dès la conception, nous meut durant l'existence, et se retire à la mort, laissant le corps à la terre, l'ombre au tombeau, les forces aux espaces et l'esprit aux cieux, suivant la belle interprétation d'Ovide.

Quant à l'Au-delà, après le retrait de la *vague* et l'affaissement de la grande cellule humaine, rappelons, avec saint Paul, que nous *sommes* encore.

In Deo vivimus et movemur et sumus.

« En Dieu nous vivons, nous évoluons, *nous sommes !* » . . . .
. . . . ici-bas avec l'esprit de vie, là-haut avec l'Esprit de Lumière.

Bellevue. 1892.

Tours, imp. Deslis Frères, 6 rue Gambetta.

DU MÊME AUTEUR

SYSTÈME NERVEUX

Essai sur le traitement de l'attaque d'hémorrhagie cérébrale.

Traitement des maladies de la moelle par les ventouses vésicantes (traitement du Dr Baraduc père, lu au Congrès international de Copenhague).

Traitement de l'hystérie majeure par la disparition progressive des zones hystérogènes.

Aimantation dans l'hémichorée. Armature crânienne.

Dynamismes électrique et [illegible] accumulés.

Douche cérébro-statique dans les céphalopathies.

ESTOMAC

Lavage électrique dans la dilatation d'estomac.

Faradisation sèche intra-stomacale.

Galvanisation stomacale dans les dyspepsies anachlorhydriques (communication à la Société de médecine pratique).

Douche chaude statique stomacale dans l'atonie gastrique et la neurasthénie.

GYNÉCOLOGIE

Double prolapsus ovarien, compression ovarienne intravaginale, phénomènes d'ovulation tangibles.

Traitement de la métrite interne par la galvano-caustique chimique intra-utérine.

Traitement électrique des tumeurs fibreuses interstitielles par le drainage lympho-galvanique.

Varices vésicales en rapport avec les hémorrhoïdes anales.

Traitement de l'épanchement de synovie chronique par la galvano-puncture du genou.

Précis des méthodes électrothérapiques spéciales aux affections du *système nerveux*, de la *matrice* et de l'*estomac*.

Tours. — Imp. Deslis Frères.